Covid, dal contagio alla guarigione

Valerio Zupo

Terza Edizione

Febbraio 2025

A mia madre

che sapeva rendere belle

tutte le cose

Sommario

Prologo

Prefazione alla terza edizione

Introduzione originale

Capitolo 1. Come ci si può infettare: il virus

Capitolo 2. Il fatto e come comincia

Capitolo 3. Mascherine, status symbol e alcune norme di buon senso

Capitolo 4. La degenza

Capitolo 5. Dopo la diagnosi, la ricerca della terapia

Capitolo 6. L'inizio della malattia e la diagnosi

Capitolo 7. L'andamento della malattia a le cure

Capitolo 8. Considerazioni sull'infezione e ipotesi sul contagio

Capitolo 9. I possibili esiti e la guarigione

Capitolo 10. Vita e morte negli ospedali

Capitolo 11: La guarigione

Capitolo 12. I test, quali, quando e come eseguirli

Capitolo 13. I vaccini, chi, come, quando e perché somministrarli

Capitolo 14. Possibili scenari futuri

Capitolo 15. Conclusioni

Prologo

Una guerra, una tempesta, un evento di dimensioni gigantesche ha colpito l'umanità intera, in tempi recenti. Eppure a distanza di un paio d'anni dalla fine dell'emergenza non se ne fa cenno alcuno. Non sono stati trasmessi telefilm sulla vicenda. Non sono state prodotte opere cinematografiche, come per l'attacco alle torri gemelle. Non se ne discute nei talk show.

Sarà a causa delle guerre, che hanno preso il primo posto nei telegiornali facendo assopire l'attenzione su questo evento, catastrofico e poco piacevole da ricordare?

Si ha l'impressione, infatti, che nessuno abbia più voglia di parlarne. Si è trattato di un periodo critico per tutti gli abitanti del pianeta Terra, che ha comportato una sorta di "privazione della libertà" per i cittadini di molte nazioni: un'esperienza da dimenticare in fretta, evidentemente.

È stata un'esperienza molto vicina, probabilmente, a quella patita dai militari che tornavano dal fronte, durante la seconda guerra mondiale: i reduci avrebbero voluto raccontare le loro esperienze tragiche, ma i sopravvissuti preferivano dimenticare presto. Ve ne è una rappresentazione fedele nella commedia "Napoli milionaria" di Eduardo, quando Gennaro Jovine torna dal fronte e prova a raccontare la sua rocambolesca esperienza, ma la moglie Adelaide lo ferma prontamente rassicurandolo "La guerra è finita", mentre il personaggio armato di profonda e amarissima sensibilità replica: "No vi sbagliate. La guerra non è finita… non è finito niente".

In fondo l'esperienza della pandemia porta nuovamente in scena -e sulla scena della vita reale- il copione di una umanità che si è arresa alle prepotenze di un virus che ha messo in discussione le stesse leggi morali della vita comune, volendolo considerare oramai vinto e da dimenticare.

Ma la pandemia è stata davvero vinta? …E soprattutto, siamo certi che al prossimo evento (che gli scienziati danno per certo,

anche se non si sa se avverrà tra un mese o cent'anni) noi saremo pronti a non commettere gli stessi errori?
Le discussioni sulla pandemia, infatti, sono oramai limitate a "battute" che si ripetono in rete, tra le fila dei no-vax e quelle dei vaccinatori a tutti i costi, per rivangare presunti errori e volontarie deficienze che avrebbero inserito nei nostri genomi piccole antenne per telefonini! ... O anche peggio, con fantasiose rappresentazioni di scienziati e politici disonesti prive di qualsiasi attinenza al senso comune. Gli uomini amano creare fronti contrapposti, invece di produrre strategie comuni. Non ci siamo ancora evoluti per essere molto diversi dai galli nei pollai! Konrad Lorenz negli anni sessanta auspicava e prevedeva la selezione e l'avvento di un nuovo ceppo di umani, più saggi e coesi. Tuttavia, la sua previsione ad oggi rimane una mera speranza.
Sarebbe bello, quando ancora la terra è calda sopra milioni di vittime, poter discutere obiettivamente sulle tattiche, gli eventuali errori, gli eccessi e le strategie vincenti e perdenti messe in atto dai governi. Sarebbe bello poter ascoltare le

storie dei sopravvissuti, per comprendere la portata effettiva dell'evento, anche in piccola scala, ed approntare future strategie di difesa da nemici naturali diversi che, meno pericolosi o ancora più virulenti, si affacceranno in tempi a venire e richiederanno risposte concrete ed efficaci.

Il ricordo è certamente molto vivo, soprattutto nelle menti di quanti (e sono tanti) hanno vissuto storie tristissime, aventi come protagonisti familiari stretti, amici, parenti. Dov'è finito tutto questo universo di nera follia? Possibile che a distanza di pochi anni il ricordo sia già sfumato?

La naturale repulsione per l'argomento è dimostrata dall'uso delle mascherine, triste ricordo di quel periodo. Oggi, di tanto in tanto, notiamo qualche anziano premuroso, che indossa una mascherina in metropolitana o in locali affollati. Tutti rivolgono sguardi preoccupati: sarà ammalato? Com'è triste! Sarà un nostalgico della pandemia o uno sciocco zelante? Diciamoci la verità: lo abbiamo pensato tutti.

Eppure in quel tempo alcuni sono deceduti in ospedale o a casa. Altri sono guariti miracolosamente. Si alternano le storie di quanti hanno perso l'amore, perché chiusi in un nosocomio ed isolati dal mondo... di quelli che hanno ancora sintomatologie complesse, strane malattie ematiche, o che sono rimasti psicologicamente provati. Di certo, una intera generazione di giovani ha perso un paio d'anni di conquiste amorose (chi poteva mai uscire per andare in discoteca?), si sono annoiate o strettamente legate a vecchi amici e parenti, non potendo allontanarsi da casa per esplorare e scoprire, come sarebbe stato giusto e naturale. Chi potrà mai risarcire l'umanità -e soprattutto i più giovani- per i due anni di "ingiusto" carcere domiciliare?
Ci sono poi le storie strappalacrime dei nostri "Angeli", quelli che asserragliati negli ospedali e lontani da qualsiasi sguardo esterno garantivano la salute fisica e mentale di milioni di ricoverati. Appare molto strano che, dopo la fine dell'emergenza, quegli stessi Angeli siano tornati nell'ombra, talvolta accusati di insofferenza ed assenteismo, troppo spesso

soggetti ad attacchi diretti, anche fisici, da parte dei parenti dei ricoverati. Saranno stati Angeli davvero? Chi potrà mai accertare la verità? Ma soprattutto... a chi potrà mai interessare la concreta verità, se le notizie di stampa apparivano così comodamente attraenti e commoventi?
Sospetti e accuse oramai non hanno alcun valore né stimolano la curiosità di molti, poiché il nostro desiderio vero è di dimenticare in fretta, e di poter affermare che "la guerra è finita".
Peraltro ci si chiede: ma davvero la pandemia è finita? I più affermano che anche in caso di infezione, il decorso sia rapido e proceda come quello di una comune influenza, grazie alla forte attenuazione del virus. Molti di noi (compreso lo scrivente) possono confermarlo, essendo stati infettati nuovamente in tempi recenti ed avendo osservato una sintomatologia molto mite, comparabile con quella di una influenza di stagione. D'altra parte, questa è la previsione che si poteva fare già ai tempi della pandemia (e le pagine seguenti lo dimostrano), perché un virus che si rispetti

fa bene il suo lavoro, ovvero, cerca di sopravvivere attraverso i suoi ospiti e quindi non ha alcun interesse ad ucciderli. Tuttavia Covid è un virus piuttosto "strano" e sembra esplorare continuamente il corpo dei suoi ospiti, nella ricerca di un qualsiasi punto debole.

Se nella maggior parte dei pazienti esso produce oramai solo sintomi lievi, non si può escludere che in un corpo indebolito dall'età o da cause diverse possa produrre danni multi-organo, che conducono finalmente al decesso, anche se non si è in grado di affermare con certezza quale sia stata la vera e definitiva causa della morte. In questo caso, si può ancora affermare che la causa sia Covid, o si deve segnare nelle statistiche che il malato è deceduto a causa di una crisi cardiaca? Questo, peraltro, è un quesito che già ai tempi della pandemia veniva sollevata da tecnici e non addetti ai lavori.

Pertanto viene spontaneo chiedersi se davvero il virus sia divenuto "innocuo" o almeno, se sia sempre così. Quanti, ancora oggi, muoiono di Covid? Come mai le statistiche che ci venivano propinate giornalmente nei telegiornali con grande dovizia di particolari, dettagli tecnici, statistiche, oggi sono totalmente assenti, mancando persino qualche breve riassunto annuale? Certamente il grande pubblico non desidera ascoltarle (la guerra "deve" essere finita!) e d'altro canto appare davvero inutile diffondere notizie ansiogene.

Riusciremo prima o poi a discutere con serenità e prospettiva storica di questa bufera fisica e morale che ha colpito l'umanità intera? Potrà servire per ridurre i danni della prossima pandemia e, soprattutto, per facilitare l'attuazione di piani seri di contenimento, che dimostrino quanto *Homo sapiens* sia più "furbo" del virus e sappia controllare questo minuscolo pezzo di informazione deleteria?

Questo è il motivo per cui riproponiamo questa breve storia familiare, che potrà servire di nuovo, oggi, come testimonianza "di guerra" ed anche per ragionare serenamente sugli eventi che accadono inevitabilmente nel corso di un episodio pandemico di questo tipo. Soprattutto sarà interessante osservare nei prossimi capitoli come un protagonista "professionale", un biologo, poteva apparire frastornato dalla confusione mediatica, cercando disperatamente di far luce su affermazioni apparentemente contrastanti con le conoscenze scientifiche correnti. Il libretto, anzi, era stato scritto proprio con l'intento di produrre chiarezza, nel marasma generale di opinioni confuse, introducendo alla fine di ogni capitolo una "lezione da portare a casa", per aiutare chi si fosse malauguratamente imbattuto nell'infezione a prendere decisioni razionali, anche nell'impossibilità di reperire rapidamente un medico generico (ma dove erano finiti tutti quanti?).

Ad esempio, già durante la pandemia, ci si chiedeva se somministrare un potente antinfiammatorio -come il cortisone- potesse risultare controproducente in pazienti già sotto l'attacco di un nemico molto attivo, come Covid. Era giusto somministrare un antibiotico quando l'agente patogeno era un virus (gli antibiotici solitamente indeboliscono l'organismo e rallentano le difese organiche, a meno che il nemico sia un batterio, nella

maggior parte dei casi). Anche i medici, in quel periodo, erano molto in disaccordo sulla questione.
Oggi, nei casi di Covid non vengono più proposte queste terapie, genericamente considerate controproduttive.
Nel corso della pandemia, però, le cose avvenivano in tempo reale e si prendevano decisioni frettolose, dettate dall'emergenza più che dalla scienza. Qualsiasi "errore" dunque sarebbe oggi da considerarsi più che giustificato, perché non c'era tempo per le sperimentazioni cliniche e le conferme terapeutiche che normalmente si richiedono in questi casi, anche se sarebbe interessante capire quante decisioni -scientifiche e non- possano aver avuto effetti contrari alle attese.
Questo elemento emerge chiaramente dalla confusione del momento, spiegata ampiamente nelle pagine che seguono, e potrebbe rappresentare una guida, in futuro, per operare in modo più saggio. Per questo motivo non abbiamo modificato una singola virgola della trattazione originale, che resti inalterata come esempio di quanto "si poteva pensare" nel momento

dell'emergenza e delle ipotesi, giuste o errate, che potevano essere sollevate in base a generiche conoscenze scientifiche.

In definitiva, vi introduciamo alle pagine seguenti, che sono insieme la rappresentazione di una vera storia familiare ed un pretesto per discutere serenamente (oramai) di un conflitto mondiale tra uomini e virus, di cui si tende per vari motivi a non parlare più: perché la guerra no... non è mai finita.

Prefazione alla terza edizione

Mi accingo a pubblicare questa edizione del libro dedicato al "male del secolo" visto il discreto successo di pubblico ottenuto con la prima e la seconda edizione. Al tempo della prima edizione si era nel pieno della pandemia, con un Paese chiuso nel *lock-down* ed una totale confusione in merito alle possibilità di curare la malattia e, soprattutto, in merito al futuro del genere umano. L'intento della prima edizione, pertanto, era quello di spiegare alcuni concetti di base utilizzando la mia storia personale e quella della mia famiglia come un esempio per analizzare casi e cure, alla luce delle Leggi della biologia.
La confusione era tanta, infatti, ed appariva difficile persino reperire un qualsiasi medico in grado di prescrivere un trattamento efficace. Varie teorie mediche si sono succedute nel tempo, con terapie che tentavano di affrontare una sintomatologia complessa, spesso inspiegabile, con rimedi talvolta contrapposti. I vaccini, in quel tempo, erano all'orizzonte ma non si sapeva ancora quando e se sarebbero stati somministrati. Si parlava di due sistemi

diversi (vaccini classici e vaccini molecolari) ma le idee in proposito erano altrettanto confuse, sia per la scienza, sia per la politica. L'efficacia e le controindicazioni dei diversi vaccini sono state poi determinate nel corso della storia recente, durante il più grande progetto di vaccinazione globale mai realizzato al mondo. Anche su questo dovremmo seriamente meditare.

Oggi vogliamo presentare questa terza edizione con scopi ovviamente diversi. La pandemia è tutt'altro che scomparsa, anche se i bollettini quotidiani sul numero dei decessi non attraggono più l'attenzione del pubblico. Tuttavia il virus non fa più paura e c'è tanta voglia di cambiamento e di libertà. L'attenzione dei media è diretta ad altre "catastrofi": la guerra, le emergenze ambientali.. la politica! Va considerato però che la pandemia, che è ancora tra noi, dovrebbe averci indicato delle chiare verità sulla nostra esistenza e sulle reali abilità degli uomini di affrontare delle emergenze con un approccio organico, sinergico e razionale.

Peraltro, nella prima edizione di questo libro venivano fatte delle proiezioni e delle previsioni in base a semplici concetti di biologia: previsioni che si sono puntualmente dimostrate corrette. Infatti ad oggi il virus si è attenuato e, con buona pace delle quotidiane eccezioni (che contano varie decine di decessi, anche se oramai

poco considerati) nella maggior parte dei casi la malattia procede con sintomi poco gravi, come un comune raffreddore. Possiamo affermare: lo avevamo previsto!
Oggi sappiamo anche che un comune nemico provoca scompiglio tra le fila dell'umanità, inducendo la produzione di "fazioni" diverse (pensiamo ai "no-Vax" ed ai vari contestatori globali) che indeboliscono le nostre capacità di reagire in modo organico e composto. A questo, probabilmente, non è possibile dare soluzione e si può prevedere che anche in futuro, in caso di gravi eventi globali, la risposta degli umani sarà altrettanto scomposta e disaggregata.
Altre considerazioni tuttavia, che venivano considerate valide in tempi recenti, si sono dimostrate inesatte, al vaglio della realtà storica. Le re-infezioni, ad esempio, sono state largamente dibattute anche in letteratura scientifica e lo stesso scrivente nutriva molti dubbi sulla possibilità che si verificassero. In realtà oggi sappiamo che è possibile reinfettassi una, due o più volte, anche se apparentemente un individuo che abbia già superato con successo una infezione è in grado di reagire meglio alle successive. Conosciamo anche i danni permanenti che l'infezione produce in vari individui e le conseguenze del cosiddetto "long covid". Questo ci permette di valutare come la scienza progredisce producendo teorie

e testandole sperimentalmente, anche se in questo caso l'intero genere umano è servito da "cavia" per un gigantesco esperimento globale. Esperimento che non è ancora concluso poiché le ricerche sono tutt'ora in corso, anche se le terapie suggerite nel presente sono completamente diverse da quelle della "prima ondata" e con un vaccino che fornisce ai più una protezione molto potente, anche se non completa. Dovremo vaccinarci ancora? Si potrà identificare un farmaco antivirale efficace? Il virus si evolverà ancora e in che direzione? Ovviamente non potremo qui offrire risposte assolute, ma proponiamo di rileggere le considerazioni fatte in passato, per ragionare e renderci consapevoli delle tante incertezze scientifiche del nostro tempo e, in parallelo, del nostro reale potere di affrontare un nemico comune, quando il mondo intero si coalizza per produrre un risultato.

Questa seconda edizione, in conclusione, vuole rappresentare una memoria storica di un evento che ci ha toccati tutti, anche se in modo diverso, ed un metodo per ragionare sulla grande genialità del genere umano e... sulla loro stoltezza, al tempo stesso. ...Come se la guerra non fosse sufficiente a dimostrarlo!

Introduzione originale

Chi scrive questo libro non è un medico né uno dei tanti virologi televisivi, quelli bravi, che sanno tutto su come affrontare una pandemia e dicono tutto e il contrario di tutto con ostentata convinzione. Probabilmente il solo titolo che l'autore può vantare è quello di esserci passato di persona, e quindi di poter raccontare cosa dovreste attendervi, in caso di accidentale infezione. È anche evidente che chi scrive questo libro non solo ci è passato in prima persona, ma è anche guarito (non certo per merito suo, né per merito dei suddetti virologi) dal momento che è... ancora vivo.
A conti fatti si tratta semplicemente di un caso fortuito, come per chiunque abbia attraversato questo evento. Qualcuno sopravvive, qualcuno no e la percentuale dei primi e dei secondi è definita dalle statistiche. Già, proprio quelle che ci vengono somministrate quotidianamente da giornali e televisioni e che permettono di prevedere quante possibilità avrete di sopravvivere in caso di infezione, in base ad età,

sesso e... regione nella quale vivete. Ma in questo libro non sentirete più parlare di statistiche, d'ora in poi!
Perché siamo davvero stanchi di statistiche, usate per dimostrare questo e quello ed il loro esatto contrario, secondo le occasioni ed il contesto. La pura verità è questa: se vi siete ammalati e siete preoccupati per voi e per i vostri cari, farà poca differenza se avete 18 anni o 99, se siete maschi o femmine. Voi volete uscirne vivi, com'è normale che sia. Ogni essere umano è un universo a sé stante e definirlo in statistica ne riduce valore e dignità. Questo punto sembra non essere ancora emerso nelle misure anti-covid messe in atto dai vari governi. Le statistiche vanno benissimo per cavie e pomodori, quando sono fatte bene (e non è detto che questo sia il caso, nella maggior parte delle notizie fornite da giornali e tv) ma certamente non per una popolazione -paradossalmente è questo il termine utilizzato in statistica! - di esseri umani. Dunque vi racconteremo delle storie vere, evitando le fredde generalizzazioni delle statistiche e senza la pretesa che possano essere estensibili a larghi gruppi di persone.
Un altro motivo che in qualche modo giustifica la paternità di questo libro è che il suo autore è un biologo e un ricercatore. Intendiamoci bene: ricerca in campi completamente diversi da

quelli di questo soggetto ed ha molta più dimestichezza con gamberi e inquinamento marino che con pandemie e scienze mediche. Tuttavia all'università (tanti anni addietro!) ha avuto modo di studiare virus e microorganismi, acquisendo nozioni di base sulle varie forme di immunità che caratterizzano gli organismi animali, da quelli unicellulari ai vertebrati superiori. Proprio queste nozioni, assimilate ma mai applicate, gli fanno ritenere spesso, negli ultimi mesi, che avrebbe bisogno certo di ricominciare gli studi, poiché le opinioni di illustri medici, diffuse dai media, spesso stridono con quelli che riteneva essere indiscutibili principi scientifici di base... Ma avremo modi di discuterne nei prossimi capitoli.

In ogni caso si è laureato (tanti anni addietro!) con lode, ha ottenuto un dottorato di ricerca e le sue pubblicazioni scientifiche valgono almeno 26 punti di indice h (uno degli indici bibliometrici che vengono usati per definire l'autorevolezza di uno scienziato). Il che non è moltissimo (anzi, è abbastanza poco!), ma certo sufficiente a dimostrare che in genere ha sufficiente coscienza di quello che scrive! ...
Almeno nei suoi ambiti di ricerca.

In questo libro vi sarà raccontata una storia personale dell'autore (fatti, non opinioni) ed il modo in cui ha dovuto affrontare la malattia, sperando possano essere di esempio e di orientamento per molti, anche se evidentemente non generalizzabili a tutte le possibili condizioni e situazioni. Saranno aggiunte alcune considerazioni personali, per fornire spunti di ragionamento, senza con questo pretendere di dominare le fonti della verità.

Un'ultima cosa: abbiamo cercato di organizzare i capitoli in modo da fornire sia spunti di riflessione, sia una definizione formale di alcuni concetti, che possa servire da guida nei momenti difficili, per chi abbia dovuto attraversare la palude desolata dell'infezione Covid. Per questo motivo ogni capitolo racconta una storia che è frutto delle esperienze personali dell'autore. Ovviamente la storia non è estensibile a tutti, poiché ogni caso è un universo a sé stante. Al termine dei capitoli però vengono riassunti alcuni concetti importanti, la "lezione da portare a casa", che contengono descrizioni scientifiche o dati di fatto, non opinioni personali. In questo modo si spera di poter offrire un aiuto concreto, seppur minimo, a chi abbia bisogno di orientarsi mentre lotta per uscire dalla malattia. Tanto per darne un esempio... cominceremo proprio da questa introduzione.

Buona lettura e, soprattutto, auguri di buona salute.

Lezione da portare a casa

- Alcuni muoiono, altri no, al di là delle statistiche e degli annunci della televisione. Quindi, state in campana: se doveste ammalarvi non avreste comunque alcuna certezza di salvarvi.

Capitolo 1. Come ci si può infettare: il virus

Ho deciso di raccontarvi questa storia in prima persona, visto che è la *mia* storia. In genere odio la prima persona, perché rende tutto troppo legato e limitato alle proprie esperienze. Tuttavia questo è proprio il caso di questo libro.
Ho appreso dell'arrivo della pandemia in Italia nel febbraio 2020. Ero con alcuni colleghi, di ritorno in Italia da un congresso scientifico a Israele e, nella stazione di Roma, apparve sugli schermi la notizia dei primi casi diffusi in Lombardia. Ci fu subito chiaro che si trattava dell'inizio di un incubo. In quel periodo i politici affermavano che il nostro sistema sanitario è solido, che eravamo prontissimi ad affrontare l'attacco e che non ci sarebbero stati problemi di rilievo. Come tutti gli italiani avremmo preferito credere a quelle rassicurazioni, ma l'evento dimostrò immediatamente che la gestione di una pandemia presenta due aspetti fondamentali, uno scientifico ed uno politico. Mentre la scienza deve identificare i meccanismi ed eventualmente proporre le soluzioni, la politica deve gestire fenomeni complessi, inclusi gli umori e le reazioni di grandi masse di popolazione. Entrambi gli aspetti sono

rispettabili, ma confonderli conduce ad errori madornali di valutazione.

Esiste anzi un terzo aspetto importante, che è quello medico, dato che la medicina è di fatto una disciplina posta a metà tra politica e scienza. Nasce ovviamente come scienza applicata alla salute umana, ma inevitabilmente coinvolge decisioni politiche perché presenta costi e necessita di valutazioni di merito e di classe. In definitiva, i politici stabiliscono come lavorano le aziende sanitarie, quanto spendere e come spendere, per cui hanno un controllo quasi totale sulle scelte mediche, in ultima analisi.

Capimmo in definitiva che oramai eravamo dentro il problema e che in breve l'infezione si sarebbe diffusa. Non sapevamo, invero, che la pandemia era probabilmente già diffusa, ma questo dipendeva anche da scelte politiche, mediche ed editoriali. In realtà tutti sapevamo da tempo (anche se non volevamo accettarlo) che l'evento era ineluttabile, perché non si può fermare un virus mediante frontiere e regolamenti. Lui (il virus!) fa la sua strada e noi possiamo, eventualmente ed entro certi limiti, solo influenzare leggermente i tempi di diffusione.

Ma tanto per cominciare… cos'è un virus? Qualcuno lo definì come "una bottiglia galleggiante che contiene un pessimo messaggio"! In realtà si tratta di una particella estremamente piccola (invisibile, ad esempio, anche ai più potenti microscopi ottici) che è a metà tra un essere vivente ed una particella inerte. È informazione pura, chiusa dentro un contenitore proteico. L'involucro può avere forme complesse (ad esempio quella di un solido complesso a 20 facce triangolari, chiamato

icosaedro!) oppure avere un aspetto globoso, come quello dei Coronavirus.
Dentro l'involucro c'è l'informazione, scritta su un filamento di acidi nucleici, proprio come quelli delle nostre cellule. Solo che nelle nostre cellule c'è anche una magnifica macchina, utile per trasformare quelle informazioni in sostanze ed azioni. Persino nel più piccolo ed insignificante batterio, c'è una macchina cellulare molto complessa, visibile al microscopio elettronico, che traduce le informazioni scritte nel nucleo, in proteine, e poi in zuccheri complessi, movimenti, attività, riproduzione. Nel virus questo non succede, perché di fatto è privo di vita e non ha bisogno neppure di acqua. Lo potete mantenere per anni al freddo, in condizioni sufficienti a conservarlo, poi si attiva improvvisamente, quando incontra una cellula. Si attacca alla sua superficie, inietta il suo materiale genetico all'interno e ne prende il controllo. Con questo sistema vengono prodotti milioni di altri virus, che poi sono espulsi (in genere la cellula esplode, alla fine del processo) ed il ciclo ricomincia. Queste poche informazioni vi serviranno a capire, almeno, di cosa stiamo parlando!
Aggiungeremo solo che esistono fondamentalmente due tipi di virus: quelli a DNA e quelli a RNA (due tipi di materiali genetici). I primi sono simili a noi, in qualche modo, perché nelle nostre cellule le informazioni sono scritte permanentemente su DNA (nel nucleo) e poi trascritte momentaneamente su RNA (nella cellula), quando devono essere eseguite. Ma i virus sono fantasiosi! Alcuni di essi, hanno le informazioni scritte su RNA (ovvero su acidi

nucleici molto meno stabili, più delicati e sensibili alla distruzione). Tuttavia, appena penetrati nelle cellule del loro ospite, usano uno speciale enzima, la transcriptasi inversa, per copiare le informazioni su un pezzetto di DNA creato *de novo*, in modo che possano essere attaccate al DNA dell'ospite, nel nucleo, e cominciare a dirigere i lavori nella cellula.
Beh, queste almeno sono le mie reminiscenze dei corsi di microbiologia. I virologi della televisione potranno correggermi e farmi notare tutte le eccezioni di cui evidentemente non sono al corrente (non è questo il mio campo di ricerca e mi scuso per le eventuali imprecisioni) ma di fatto, queste sono le condizioni di base per iniziare a comprendere le dinamiche di una infezione virale.

Lezione da portare a casa

- Un virus è una particella priva di vita, costituita da un involucro che contiene del materiale genetico: la sua informazione.
- Un virus è profondamente diverso da batteri, protozoi ed altri microorganismi. Questi ultimi sono "vivi" perché la loro cellula contiene tutti gli organelli necessari per muoversi, percepire l'ambiente. Nascono, si riproducono e muoiono. Il virus è privo di vita finché non entra in una cellula.
- Fondamentalmente i batteri, le alghe, i microorganismi, gli invertebrati ed i

vertebrati superiori sono tutti esseri viventi. I virus no! Sono particelle prive di vita che hanno il solo scopo di infettare un organismo vivente.
- L'informazione genetica può essere scritta su DNA o RNA nei virus. Il Covid è un retrovirus e contiene informazione scritta su RNA. Pertanto usa un enzima, la transcriptasi inversa, per convertire il proprio genoma da RNA a DNA durante il ciclo di replicazione.
- In realtà il nome corretto del virus è SARS-Cov-2. Appartiene alla famiglia dei coronavirus, ma viene oramai "amichevolmente" indicato con l'acronimo inglese della malattia che produce: Covid, o Covid-19.
- COVID-19, acronimo delle parole inglesi COronaVIrus Disease 19, produce la malattia respiratoria acuta da SARS-Cov-2 o malattia da coronavirus (iniziata al termine dell'anno 2019).
- Alcuni studi indicano il ruolo dell'inquinamento nella diffusione e nella persistenza del virus nell'atmosfera. Pertanto la diffusione dell'infezione potrebbe avvenire con maggiore gravità in aree inquinate e ricche di smog e particolato fine.

- Si tratta di organismi ultramicroscopici. I *Coronavirus* hanno morfologia rotondeggiante e 100-150 nanometri di diametro (si pensi che i pori di una mascherina possono essere 2-300 volte più ampi di queste dimensioni).
- Tuttavia tra i virus a RNA questo è uno dei più grandi. il genoma di Coronavirus è costituito da un singolo filamento di RNA di grande taglia (da 27 a 32 migliaia di basi).

Capitolo 2. Il fatto e come comincia

Torniamo alla nostra narrazione. Parlavamo di un evento ineluttabile e, di certo, il virus si è fatto strada molto rapidamente, infettando gruppi sempre più ampi. Inizialmente non si aveva coscienza dell'intero fenomeno, perché ci si basava su casi sintomatici, ignorando che a dispetto dei pochi casi già diagnosticati il parassita stava infettando larghe fette della popolazione e si stava diffondendo a grandi macchie d'olio su tutto il territorio nazionale, anche se soprattutto al nord del nostro paese.
Avendo compreso precocemente queste dinamiche, personalmente siamo stati molto attenti, anzi, maniacali nella gestione delle condizioni igieniche atte a ridurre le possibilità di contagio. Tutta la famiglia si è stretta in casa, uscendo solo quando strettamente indispensabile. La spesa quotidiana veniva gestita come si farebbe per una camera operatoria (!), con un doppio livello di sicurezza e di igiene. La spesa veniva depositata fuori dalla porta di casa ed una seconda persona, munita di guanti, si occupava di trasferire le merci in aree di sosta, ove esse venivano possibilmente disinfettate o lasciare a "maturare" prima di essere trasferite nella dispensa o in frigorifero. Amici e parenti erano *"bannati"* e capirono molto presto che non erano graditi in casa! Tutta la posta in arrivo veniva lasciata sull'uscio per

giorni prima di essere aperta mediante guanti sterili e gli imballaggi venivano immediatamente distrutti. Simili precauzioni venivano applicate a qualsiasi oggetto dovesse uscire o entrare in casa. Ristoranti e bar sono stati evitati come la peste per molti mesi.

Le spese venivano effettuate usando quasi esclusivamente carta di credito, per limitare la circolazione di monete potenzialmente infette. Anche per pagamenti di pochi euro veniva usata preferibilmente la carta di credito. In ogni caso, per gestire alcune azioni (non si può offrire l'elemosina al vecchietto all'angolo di casa usando l'American Express!) avevamo acquistato dei portamonete, in modo da tenere i soldi ben separati da tasche e vestiti e quando possibile si chiedeva all'operatore di prendere o poggiare gli spiccioli nel borsellino, per evitare di maneggiarli. Ovviamente tutto questo era condito da continui lavaggi delle mani, disinfezione degli indumenti, mascherine, distanziamento molto attento e quanto normalmente consigliato per ridurre le possibilità di contagio.

Persino gli spostamenti erano eseguiti seguendo regole che richiedevano una certa dose di sacrifici. Ad esempio, per recarmi a casa di mia madre (novantenne) una volta ogni settimana, mi preoccupavo di effettuare una lunga passeggiata di circa sette chilometri, sia all'andata sia al ritorno, per evitare il ricorso ai mezzi pubblici. I mezzi pubblici, di fatto, sono un potenziale tramite di contagio molto efficace. Se tutti i passeggeri sono sani siamo davvero fortunati. Se uno dei passeggeri che sale nel bus o nella stessa carrozza della metro è infetto, è molto probabile che il contagio si trasmetta a numerose persone. Assolutamente da evitare, a mio avviso!

Anche le vacanze estive e tutte le altre attività quotidiane, nel corso della prima ondata e dell'inizio della seconda, sono state affrontate con gli stessi principi di sicurezza, che evidentemente hanno funzionato bene (oppure siamo stati molto fortunati?) perché nessuno in famiglia è stato contagiato. Ma il virus aveva in serbo delle sorprese inattese!

Quel martedì sera mia madre esce di casa, alle dieci, per recarsi nell'androne a controllare la casella della posta. Un'operazione che compiva due tre volte la settimana, unica distrazione per una persona che non esce di casa da più di tre anni, con pochissimi rapporti con l'esterno. La diffusione della pandemia aveva ulteriormente aggravato questa situazione per cui si tolleravano le sue uscite serali, sempre attorno alle dieci, quando era improbabile incontrare qualcuno nelle scale. Un'uscita di pochissimi minuti, il tempo di prendere l'ascensore dal quarto al piano terra, aprire la cassetta, controllare la posta e riprendere l'ascensore per tornare a casa. Certo saremmo stati più tranquilli sapendola a casa ma... come biasimarla? In tempo di carestia una mollica di pane vale quanto un pranzo. Per una persona anziana costretta in casa da anni, una breve uscita nell'androne vale quanto una serata al teatro. Ti aiuta a vivere.

Quella sera però accade qualcosa di diverso. Mia madre scivola nell'androne, cade e viene aiutata da un giovane, appena entrato dal portone, a rialzarsi e raggiungere l'ascensore. Mi racconta al telefono,

pochi minuti dopo, della scivolata, della rovinosa caduta e mi dice che ha persino battuto la testa cadendo all'indietro. "Come stai ora? Senti dolore?". Mi rassicura dicendomi che nonostante la caduta e l'urto si sente bene. "È cosa da poco".
Il giorno successivo, mercoledì, al telefono mi rassicura ancora: nessun dolore, nessun gonfiore, tutto normale. Passa un giorno ed il giovedì pranza normalmente anche se la sera comincia a sentirsi "strana". Nulla di grave, capita agli anziani.
Il venerdì accusa un certo malore. Prova brividi di freddo ed ha difficoltà a levarsi dal letto. Mi parla di inappetenza e di disturbi dell'equilibrio. "Saranno effetti della caduta? Provi dolore? Hai gonfiori alla testa? Febbre?". Niente di niente, solo un generale stato di malessere.
Il sabato successivo, tre giorni dopo la caduta, i sintomi peggiorano. Non riesce neppure a camminare normalmente ed ha difficoltà serie a scendere dal letto. Cade più volte in casa. Mi precipito a casa sua, non senza percorrere i soliti chilometri a piedi – non si sa mai- e mi rendo conto della situazione abbastanza grave. Comincio a pensare che la caduta abbia prodotto qualche rottura, che col tempo si è aggravata, anche se la cosa appare alquanto strana. Penso anche a qualche danno cerebrale prodotto dall'urto di pochi giorni prima, anche se vagliando con attenzione non trovo nessun gonfiore alla testa. Di fatto non si nutre da giovedì sera. Non accetta alcun cibo. Questo sintomo sembra avvalorare l'ipotesi di un qualche danno cerebrale. Ma come si fa? In questo periodo gli ospedali sono zeppi di ammalati covid e non ti fanno neppure

accompagnare l'infermo. Se la mando all'ospedale come minimo la perdono nelle corsie, oppure me la restituiscono con qualche infezione grave. Meglio provare ad arrangiarsi da soli: passerà, come sono passati tanti altri malanni.

È domenica mattina e mia madre non riesce più ad alzarsi dal letto. Ha bisogno di essere sollevata di forza. Urla per i dolori al minimo contatto. Sembra spaventata, indolenzita, poco vigile. Ha il corpo coperto da ecchimosi e non solo nella parte posteriore, quella interessata dalla prima rovinosa caduta. Ha macchie blu sulle spalle, sulle ginocchia, sulle braccia. Pare abbia avuto un incidente automobilistico! Ritengo che nei precedenti due giorni sia caduta varie volte e che ora, nella confusione generale, non lo ricordi. Solo così si spiegano tante e tali macchie da urto. Bisogna prendere una decisione drastica. La porto a casa mia. Lì potremo curarla per benino, dopo aver eseguito tutte le indagini del caso.

Lezione da portare a casa

- Come si è ammalata? L'unico contatto con l'esterno è stato quello col giovane nell'androne. È possibile che lui fosse positivo e che abbia eventualmente tossito mentre la sollevava per aiutarla dopo la caduta?
- Tuttavia sappiamo che il virus resiste per alcune ore, anche se non molto a lungo, anche sulle superfici. Durante la

caduta potrebbe aver accidentalmente messo le mani per terra ove si erano depositate particelle virali
- Non si può escludere neppure l'ascensore (i tasti potrebbero essere stati toccati da mano infetta che vi abbia lasciato muchi contenenti particelle virali)
- Tutte le precedenti ipotesi sono, tutto sommato, poco probabili, eppure il momento dell'infezione, come vedremo, sembra coincidere con il martedì in questione.
- Tutto questo dimostra che nonostante le cautele e le basse probabilità di infezione, varie concause possono contribuire al contagio.
- Nessuno può considerarsi "non a rischio", indipendentemente dall'età, dallo stato fisico e dalle abitudini di vita. L'attenzione deve mantenersi massima per rendere meno probabile il contagio.
- Se hai 18 anni, stai molto attento a come ti muovi, non hai patologie concomitanti, sei nella parte della curva di contagio che si trova al 2-3% della popolazione, quindi hai poche probabilità di ammalarti e di morire. Tuttavia, non esiste una porzione della popolazione allo zero per cento di

probabilità di contagio, da quanto possiamo sapere.

- Se per caso, nonostante tu abbia 18 anni e nessuna patologia, ti ammali, ti interesserà poco sapere che avevi poche probabilità di contagio! Ti interesserà poco sapere che gli anziani ed i cardiopatici si ammalano e muoiono con maggiore frequenza. Questa è la tua vita, ti sei ammalato, e non ti interessano più le statistiche. Pertanto: stai attento più che puoi, perché il virus è sempre in agguato e pronto a colpire quando meno te lo aspetti.

Capitolo 3.
Mascherine, status symbol e alcune norme di buon senso

Tra le varie norme messe in atto, una di quelle che più fanno discutere è la mascherina. Dal punto di vista tecnico, riesce davvero difficile capire in che modo una mascherina, che ha pori ampi vari millesimi di millimetro, possa fermare dei virus, che sono infinitamente più piccoli. La discussione ha acceso le prime fasi della pandemia e le opinioni sono state molto contrastanti. All'inizio si suggeriva di indossare una mascherina "solo" se si riteneva di essere affetti dalla malattia, poi si è passati ad una fase in cui sarebbe stato utile indossarla anche quando fosse necessario avvicinarsi ad una persona ammalata, sino alla fase attuale, in cui bisogna indossare la mascherina ogni volta che ci si mostra in pubblico, anche se ci si trova da soli per strada, alle dieci di sera, per la pipì serale del cagnolino.
La mascherina è divenuta una specie di "status symbol": se la indossi sei una persona degna, se non la indossi sei un delinquente! Indossarla è universalmente considerato *"politically correct"*. Poi si sono aggiunte varie discussioni sull'ecologia, la

necessità di adottare mascherine riutilizzabili preferendole a quelle usa e getta, ecc. Ovviamente questo fa sì che la gente usi una roba molto diversa, con pori diversi e diversa efficienza. Tuttavia questo problema non è mai stato affrontato realmente dalle autorità: se indossi una cosa qualsiasi che ti copre bocca e naso, anche se si tratta di un inutile velo o di un centrino ricamato all'uncinetto, essa viene tollerata dalle forze dell'ordine e dalla gente comune. Se hai una cosa che ti copre allora va bene! Si dovrebbe ragionare di più su questa cosa.
Teniamo conto del fatto che in qualche modo gli aerosol potrebbero essere parzialmente trattenuti da alcune mascherine, ma non da tutte. Consideriamo anche le goccioline di saliva, che sembrano essere uno degli elementi chiave della diffusione (ma questa cosa sarà stata poi dimostrata scientificamente o solo ipotizzata in base a modelli matematici?). In questo modo l'utilità delle mascherine diviene un poco più concreta. Tuttavia è davvero pazzesco pensare che le si possa indossare mentre si corre e persino mentre si cammina velocemente per strada. Perché poi sono costretto ad indossare una mascherina anche se passeggio totalmente solo in una strada desolata di provincia? Chi dovrei contagiare? I colombi?
Si potrebbe obiettare che non è semplice regolamentarne l'uso secondo le diverse condizioni e modalità di incontri. Tuttavia, se siamo riusciti ad immaginare un sistema di regole così complesso come quelle che determinano il funzionamento a "zone colorate" non si capisce davvero perché mai non si definisca una regola del tipo *"la mascherina*

va indossata in tutti i casi in cui sia probabile incontrare persone a meno di due metri di distanza. Diviene opzionale negli altri casi". Basterebbe questa semplice definizione per rendere la vita della gente più facile.
Infatti, se ha senso indossare la mascherina quando gli spazi sono ristretti e la vicinanza con altre persone non è evitabile, ha poco senso indossarla mentre si passeggia in un bosco ed esistono poche probabilità di incontrare altri esseri umani, sani o malati che siano.
Esiste poi un lato negativo della mascherina, quello psicologico. Oramai la gente si è abituata a considerare la mascherina come la cura per tutti i guai, una sorta di portafortuna per tutte le evenienze. Pertanto, se ha la mascherina tende a ridurre tutte le altre precauzioni fondamentali. Per strada vedi gente che parla a due centimetri di distanza, si abbraccia e non si cura dei pericoli. Tanto, hanno tutti la mascherina!
Si ascoltano descrizioni di virtuose signore che affermano "a quell'ora la strada pullulava di giovani, tutti stretti sui marciapiedi. Però avevano tutti la mascherina, eh?". Oppure, ancora più ridicolo (sentito al telegiornale): "c'è stata una grande rissa che ha coinvolto centinaia di giovani. Ci sono stati anche dodici feriti e varie persone sono state arrestate. Nessuno indossava la mascherina." Già, come se uno che sta lottando con un brutto ceffo e gli sta infilando un dito nell'occhio sinistro debba preoccuparsi di indossare la mascherina! Da questo punto di vista la mascherina può avere un effetto contrario, perché contribuisce a favorire

l'avvicinamento sociale dovuto ad una mal-interpretata sicurezza che potrebbe fornire.
In aggiunta, bisogna considerare che alcune persone mettono la mascherina in tasca insieme agli spiccioli, la maneggiano da entrambi i lati con le mani sporche, la rimettono al naso dopo averla raccolta da terra o, peggio, la poggiano sulla scrivania del collega che, confuso, è portato ad indossarla al posto della propria (la cosa mi è personalmente accaduta). Tutti questi comportamenti errati possono condurre a danni notevoli e maggiore diffusione del virus. Come mai non si chiarisce bene quali mascherine conviene indossare e come manipolarle?
A proposito delle regole a colori poi, davvero si stenta a comprendere come comportarsi. Appare evidente, infatti, che queste regole siano state poste in essere come compromesso politico per facilitare le attività economiche e che le polemiche attivate da vari gruppi di opinione siano totalmente strumentali. Benché sia ovvio, infatti, che il virus può colpire allo stesso modo di mattina o di pomeriggio, prima o dopo pranzo (!), le regole tengono conto di alcune abitudini collettive e cercano di salvare capra e cavoli. Questo ha senso.
È evidente per tutti, di pari, una enorme difficoltà ad ottemperare a tali regole, specialmente quando complicate da interferenze delle autorità regionali. Il governo detta che si può uscire dopo le otto, ma la regione tal dei tali aggiunge (il giorno dopo) che puoi uscire solo fino alle sette e solo se non sei diretto verso nord! Ma come si fa ad uscirne vivi? Talvolta ho la sensazione di dovermi rivolgere all'avvocato civilista ogni volta che decido di uscire

di casa, proprio come un delinquente soggetto al soggiorno obbligato. D'altra parte senza regole ferree il virus viaggia più veloce.

Per evitare che la gente finisca in manicomio (e le tante pubblicità di farmaci anti-depressivi ed ansiolitici che vengono proposte in continuazione in questo periodo la dicono lunga su questa faccenda) una proposta potrebbe essere quella di una app. Intendiamoci: non una app come "immuni"... un programmino che funzioni davvero su tutti i telefonini. Io inserisco i miei dati rapidamente: mi chiamo Pippo, vivo a Canicattì, sono diretto in città (l'ora attuale il telefono la conosce già e conosce anche la mia posizione GPS). Posso uscire ora? Se la risposta è sì magari il telefono ti produce anche una auto-dichiarazione da mostrare alle forze dell'ordine in caso di controllo. Così non si spreca carta. Chissà perché mai nessuno ci ha pensato, sino ad ora.

Lezione da portare a casa

- La mascherina serve ad accrescere virtualmente la distanza sociale perché può bloccare alcune goccioline di saliva
- La mascherina non blocca direttamente il virus. Quindi non usiamola come uno scudo per ogni evenienza né come un cornetto portafortuna
- Non tutte le mascherine sono uguali. Alcune mascherine di stoffa sono particolarmente inutili perché non bloccano alcunchè

- Bisognerebbe sempre curare l'igiene delle mascherine, altrimenti divengono controproducenti
- Sarebbe opportuno realizzare una app che chiarisca quando uscire, quando usare la mascherina e come usare il tutto, in base alle regole di volta in volta dettate dal governo e dalle regioni, indicando anche quali regole siano prevalenti sulle altre

Capitolo 4. La degenza

Quella domenica ero davvero confuso e demoralizzato. Così telefono a mia moglie, che mi raggiunge subito. Copriamo bene mia madre con una coperta, la trasferiamo a fatica in ascensore e via... Una corsa verso casa, dove ci attendono in cortile mio figlio e la nostra affezionata collaboratrice domestica, che aiutano a trasferirla su una sedia a rotelle. "Da questo momento tutto sarà più facile, vedrai, e in poche settimane riusciremo a farla guarire. Tra poco sarà Natale. Sarà bello festeggiare tutti insieme."
Tra due giorni festeggeremo anche il suo novantesimo compleanno... ma cosa vuoi festeggiare? In queste condizioni? Festeggeremo quando sarà guarita. Speriamo presto. Ma sì, vedrai che da ora andrà tutto bene.
La sera chiamo il medico di famiglia. Risponde. Mia madre comincia a mostrare decimi di febbre, sarà effetto della caduta? Certo, è possibile. Anche la signora Teresa, nostra vicina, quando si ruppe il bacino lamentò febbre alta. È una cosa normale nelle persone anziane. Il medico condivide la possibile diagnosi e consiglia un antibiotico, perché in questi casi bisogna agire prima che la febbre aumenti troppo. Per questo il lunedì successivo mi reco subito in farmacia per acquistare le sue medicine ed

inizio subito le somministrazioni. Difficilissimo farle accettare l'antibiotico. Non mangia nulla, figurarsi quelle grosse compresse. Bisogna frammentarle, mescolarle con lo zucchero. Il medico però non viene oggi. Troppo occupato con mille altre visite. Chiamo un altro medico, privatamente. Mi dice che potrà visitarla domani. Meglio che niente.
Nel frattempo mia madre continua a rifiutare ogni cibo, a pranzo e a cena. Provo con brodi, pappette, omogeneizzati. Niente di niente. Accetta solo l'acqua, che beve attraverso una cannuccia. Così comincio a barare. Mi dice di non sentire i sapori, ma questa cosa la dice oramai da più di un anno. Si ritiene che una forma di demenza senile abbia colpito i centri del gusto. Quindi non mi preoccupo affatto, né penso al virus. Comincio invece a tentare una forma di alimentazione mediante cannuccia. Preparo delle pappette a base di uovo sbattuto, alle quali aggiungo latte e tanto miele. Si produce una cremina semi-liquida, molto proteica e ricca di zuccheri. Ritengo che possa essere un aiuto per una persona che non si nutre da giorni. "Ma cos'è questa roba?" mi chiede sempre un poco disgustata. "Acqua mamma, solo acqua e zucchero, come piace a te". L'inganno a fin di bene funziona, e mia madre ingerisce ogni giorno vari bicchieri di cremina, accompagnati da succo di frutta, acqua zuccherata, miele. Non le farà male? Beh, non ha mai sofferto di diabete. In ogni caso, in questo particolare momento, meglio qualche zucchero in più che farla indebolire troppo.
Finalmente giunge il martedì e con esso il medico. Arriva di mattina e proviamo una grande gioia nel

sentire squillare il citofono. Finalmente qualcuno la visiterà. È molto esperto, competente, sicuro. Le misura la pressione, la osculta, la palpa. Poi misura la saturazione in ossigeno del sangue: 90 per cento. Ci guardiamo un poco negli occhi. Bassina certo. Ma con tutto quello che ha passato, l'età e lo stress, ci può stare.
"La signora deve essere sottoposta ad analisi cliniche. Sicuramente prescrivo una tac al cervello ed una radiografia del bacino. Bisogna capire se la caduta ha prodotto danni e di che tipo". È consolante. Anche il medico concorda sulla nostra teoria diagnostica. ...E se avesse una brutta rottura del bacino? Sarebbe un disastro rimetterla in sesto. Speriamo di no. Qualche tipo di danno al cervello? Non vogliamo neppure pensarci. Beh, staremo a vedere.
Dopo varie ipotesi si decide di inviarla per entrambe le indagini presso una clinica privata. Meglio non avvicinarsi neppure agli ospedali in questo periodo. Un amico ha dovuto trasferire sua madre di 95 anni in ospedale, qualche giorno fa. Dopo tre giorni stava ancora cercando di capire in quale nosocomio l'avessero trasferita. La sanità è in tilt, lo sappiamo tutti, e in ospedale ci si va solo quanto in imminente pericolo di vita. ...E con poche speranze.
Per il trasferimento in clinica bisognerà chiamare un'ambulanza e prima di farlo bisogna effettuare un test per la presenza di covid. Covid... quel maledetto virus di cui parla la tv oramai ininterrottamente da quasi un anno. "Ma dottore, lei ritiene che mia madre possa essersi infettata in qualche modo? Vive sola da anni, non incontra nessuno e non esce di

casa, se non per controllare la posta". Il dottore annuisce "Al novantanove per cento non ha alcuna infezione. Anzi, dirò di più. Io credo che quasi certamente non abbia contratto il virus. Però questa è la prassi, questa è la regola per l'ammissione in ambulanza. Prenotate un test a domicilio e contemporaneamente prenotate anche l'ambulanza. Appena vi comunicheranno che la signora è negativa al test la potrete trasferire senza timori". Facciamo come dice il dottore e attendiamo. Il test richiede alcune ore. Il tampone viene effettuato quasi subito da un solerte infermiere arrivato a casa nostra vestito da astronauta. Poi ci mettiamo a tavola.

Poco dopo il caffè ricevo una telefonata da un numero sconosciuto. Sarà la clinica, per l'esito del test. La signorina al telefono è lapidaria "Parlo col figlio della signora che ha fatto il test stamattina? Devo comunicarle che sua madre è risultata positiva al test covid".

Positiva? Come positiva? Sbianco. Mia moglie mi osserva mentre parlo al telefono. È sbigottita anche lei. La collaboratrice domestica segue incredula gli avvenimenti "Cosa dire signore? Positiva? E io come fare? Devo uscire per altri lavori. Cosa succedere ora?". Ho voglia di sparire sotto terra. Mia madre è risultata positiva al test. Ora si spiega tutto. Sintomi, danni, eventi successivi. Quando è successo? Come? Ma soprattutto… perché proprio a noi?

Lezione da portare a casa

- Nonostante un controllo accurato delle nostre abitudini di vita, nessuno è immune, nessuno può sentirsi sicuro
- Non bisogna drammatizzare, né farsi prendere dal panico. Tuttavia, non dovremmo mai escludere la possibilità di un contagio, neppure quando tutte le evidenze "statistiche" indicherebbero che siamo al sicuro
- Nel nostro caso, la mamma è divenuta per il virus una specie di "cavallo di Troia" che lo ha condotto nel nostro appartamento
- Le misure preventive poste in essere, tuttavia, hanno almeno evitato la diffusione della malattia a vicini e parenti, e questo è un effetto positivo della nostra prudenza
- A conti fatti, in alcuni casi il contagio diviene quasi impossibile da evitare. Nel caso specifico, per evitare il contagio avremmo dovuto "preventivamente" lasciare mia madre a terra, sofferente, per scongiurare eventuali trasferimenti. Anche avendo la certezza della malattia (e non era proprio il caso) non lo avremmo mai fatto!
- La prevenzione però inizia molto prima. Se avessimo agito in modo da evitare

spostamenti (anche nelle ore serali, anche in momenti in cui gli incontri occasionali erano molto improbabili) non saremmo qui a raccontare. Prevenire bene è la chiave fondamentale per chiudere le porte al virus.

- Anche quest'ultimo punto però contiene spunti di riflessione. Non si può chiudere a chiave le persone in casa. Bisogna offrire alternative. Probabilmente sino a questo momento abbiamo agito solo con divieti e sanzioni, senza studiare efficaci possibilità di sostegno per anziani e giovani che, costretti a vivere in casa, devono essere aiutati non solo per evitare il contagio, ma anche per conservare un accettabile stato mentale, psicologico e fisico. Questi aspetti, nella gestione delle emergenze, sono totalmente fuori dalla considerazione di medici, politici e scienziati.

Capitolo 5. Dopo la diagnosi, la ricerca della terapia

Cinque minuti di sbigottimento totale, il tempo sufficiente per calarsi totalmente nella disperazione più nera, poi occorre organizzarsi. Innanzitutto l'informazione e la prevenzione. Chi abbiamo incontrato nelle ultime ore? Fortunatamente solo il medico che ha visitato mia madre. Infatti, a causa della nostra paranoia anti-covid, ci siamo già isolati e barricati in casa da un paio di giorni ed evitiamo di incontrare parenti ed amici: mia madre è un ospite che viene da altro appartamento, quindi occorreva prendere delle precauzioni. Avevamo già deciso di non vedere nessuno per qualche giorno, per essere assolutamente certi di non introdurre infezioni nell'ambito familiare. Solo noi più stretti, io, mia moglie, mio figlio e la collaboratrice domestica, per ovvie ragioni di praticità, avevamo avuto contatti continui con mia madre. Ora ci chiudiamo a riccio. Avvertiamo tutti i vicini dell'infezione in modo che non si avvicinino. La spesa verrà consegnata insieme alle medicine, ogni giorno, da mia cognata. Per evitare passaggi di danaro effettuo un bonifico on line in modo da poter contare su un minimo credito evitando passaggio di spiccioli e banconote. La spesa

verrà consegnata presso le scale di casa ed uno di noi andrà a prelevarla, dopo essersi assicurato che non ci sia nessuno nei paraggi. Niente panieri, niente contatti di alcun tipo.
Il medico che ha visitato mia madre viene immediatamente avvertito. Incredulo anche lui! Per fortuna ha effettuato la visita rispettando tutti i criteri prudenziali. Si sottopone ad un test nei giorni successivi. Risulta negativo al covid. Meno male, almeno lui è salvo. Ora però bisogna organizzarsi per le cure. A chi ci si rivolge? Il medico che ha visitato la mamma suggerisce alcune terapie ma fa notare che è il medico curante che dovrà decidere, quello nominato dalla ASL. Il medico di mia madre però non risponde al telefono. Ha la segreteria telefonica piena. Invio vari messaggi al cellulare ma non ottengo segni di risposta. Il nostro medico curante risponde ma ovviamente non viene a casa a visitare, perché ne risulterebbe contagiato. È un giusto criterio, anche se ci sentiamo molto isolati a questo punto… più di quanto vorremmo.
Ma qual è la terapia corretta? Esisterà una terapia standard seguita dai medici di tutto il mondo per scongiurare i danni più gravi del covid o no? Scopriamo così che esistono svariati "protocolli". C'è il protocollo del ministero della salute, che però non è condiviso dai medici della regione Campania. C'è poi il protocollo dell'ospedale Pascale, che differisce da quelli seguiti da molti ospedali del nord. Ogni medico, ogni centro sanitario, sembra saperla lunga sul da farsi. Purtroppo le idee sono molto diverse. Chiamo anche vari amici che hanno seguito lo stesso triste percorso e cerco di fare una statistica

delle cure proposte. In questo modo modulo la terapia suggerita dal mio medico curante, che segue il protocollo "Pascale".

Di fatto esistono infinite opinioni sull'efficacia di vari protocolli terapeutici e questo di certo non aiuta chi è costretto a fronteggiare la malattia. Si passa da protocolli più o meno fantasiosi e naturistici, ad altri che contengono farmaci molto forti, dall'azione pesante sulla fisiologia, non tutti di dimostrata efficacia, almeno secondo le scuole di pensiero.

In generale, il virus produce vari effetti, che si cerca di moderare utilizzando appositi farmaci. Stabiliamo subito che non esiste un farmaco anti-virale efficace contro questo virus. In passato in America avevano proposto alcuni composti, come Desametasone e Remdesivir. Tuttavia i tempi ridotti di test, i risultati contraddittori, i dati insufficienti al momento disponibili, sembrano influire negativamente sulla possibilità di trarre conclusioni e, in generale, questi farmaci non hanno dato risultati sufficienti a dimostrarne l'utilità.

Pertanto, i vari protocolli sperimentali cercano di affrontare i possibili danni fisiologici che il virus può produrre, in attesa di una risposta immunitaria, che si può presentare dopo pochi giorni o anche dopo settimane. Ovviamente, nei casi in cui la risposta del nostro corpo si attivi troppo tardi, la diagnosi è generalmente infausta.

Un primo effetto prodotto dal virus è quello di stimolare una risposta "pazza" del nostro sistema immunitario. L'infiammazione di vari tessuti induce le cosiddette "tempeste citochiniche" ed il nostro sistema immunitario prende ad attaccare tutti i

tessuti dell'ospite, producendo più danni di quelli indotti dal virus stesso. Questo in molti casi ha condotto alla morte. Da ciò derivano le "linee guida" di varie associazioni, vari governi, varie società scientifiche, che indicano quali farmaci proporre e quando. Qui comincia la confusione!
Cortisonici sistemici, come il desametasone, possono aiutare in molti casi, questo è dimostrato. Ma quali? Qui il medico della mutua può aiutare poco, perché non ti ha visitato, perché probabilmente non è neppure in grado di stabilire con esattezza dosaggi e modalità, e anche perché è confuso dalle mille teorie dei virologi "di turno". Inizialmente si era stabilito che il desametasone può essere utilizzato solo per le persone che richiedono ossigeno supplementare, quindi in una fase avanzata ed a malattia conclamata. Tuttavia le linee guida di varie ASL indicano che non conviene attendere che l'incendio divampi, prima di chiamare i vigili del fuoco. Quindi bisognerebbe somministrare cortisonici sistemici già ai primi sintomi e, secondo alcuni studi, questo trattamento avrebbe evitato molti decessi in corsie ospedaliere.
In realtà queste visioni possono essere tutte corrette e tutte errate, secondo i punti di vista.
I cortisonici, in generale, rallentano la risposta immunitaria. Se il nostro scopo è quello di avere una risposta pronta e rapida, dovremmo evitare i cortisonici nella gestione di una infezione (servono per le infiammazioni, infatti, e si oppongono all'attività del sistema immunitario). Quindi non dovremmo somministrare cortisonici proprio quando il virus comincia a lavorare. Sarebbe come mettere le manette ai poliziotti inviati per scongiurare la rapina.

Tuttavia (secondo altri), i cortisonici a basso dosaggio non influenzano significativamente la risposta immunitaria, mentre eliminano le cause della tempesta citochinica, così salvando molti pazienti. Qual è la posizione corretta? Sinceramente, non lo sappiamo. Alcuni protocolli raccomandano l'uso di desametasone, dosandolo per 6 milligrammi al giorno, eventualmente in due dosi, solo quando la saturazione di ossigeno nel sangue scenda sotto il 95%. Sembra un suggerimento intelligente, tutto sommato intermedio tra "cortisone a tutti i costi" e "niente antinfiammatori", ma non sembra poggiare su reali evidenze scientifiche. Appare piuttosto come una soluzione di buon senso. Sarà in grado di salvare vite? Lo sapremo solo in futuro, quando i dati saranno sufficienti per una statistica seria. In ogni caso, l'uso del cortisone non è da escludere a priori, ma da valutare caso per caso. Già.. ma in assenza di un medico curante che effettui una visita a domicilio (da escludere, come dicevamo, per ovvii motivi) chi decide caso per caso?

Un secondo effetto del virus è quello di facilitare alcune infezioni batteriche secondarie e pare che in molti casi siano state proprio queste che, in associazione alla polmonite interstiziale prodotta dal virus, hanno indotto gravità e decessi. E allora somministriamo un forte antibiotico, in grado di curare (in questo caso bisognerebbe dire "prevenire", anche se gli antibiotici non sono da considerarsi ausilii preventivi) le infezioni sostenute da batteri. Di fatto, molti protocolli suggeriscono l'uso "preventivo" di azitromicina. Contenuta in antibiotici a marchio diverso (molto diffuso in

periodo covid è lo Zitromax della Pfizer) è un antibiotico molto forte e stabile. Peraltro l'Azitromicina pare anche mitigare la risposta infiammatoria. Il produttore suggerisce di somministrarlo in tre sole dosi, in tre giorni successivi. Questo sarebbe sufficiente per eliminare ogni rischio di contrarre malattie da batteri importanti. Alcuni protocolli suggeriscono l'uso di Zitromax per 6 giorni. Perché prolungare una cura oltre il limite suggerito dal produttore? Questo è difficile da stabilire. Alcuni medici di base hanno poi proposto ai loro pazienti di continuare il trattamento sino al completo recesso dei sintomi Covid, e quindi anche per 20 – 30 giorni. Non osiamo immaginare quali danni ciò possa produrre al fegato, al sistema immunitario, ai vari organi preposti alla sua eliminazione. Anche qui le opinioni sono diverse. Alcune agenzie pubbliche suggeriscono di "evitare l'uso di questo antibiotico, fatti salvi quei casi in cui vi sia il fondato sospetto di una contestuale infezione batterica". Questo viene argomentato col fatto che molti antibiotici non sono da utilizzare a scopo preventivo, ma soltanto quando l'evoluzione delle condizioni del paziente lascia supporre la comparsa di una infezione provocata da un batterio. Beh, ha senso!
Tuttavia, considerando anche le proprietà antinfiammatorie dell'Azitromicina alcuni medici sono di parere contrario. Insomma, anche qui regna la confusione e ciò spiega la diffusione di tanti protocolli diversi per regione, medico curante, ospedale e... nazione.

Un terzo e ultimo importante effetto della malattia virale in questione è quello di produrre, in alcuni casi, coagulazione del sangue e produzione di "trombi" (piccoli coaguli di sangue che possono ostruire i vasi), che vanno ad ostruire le arterie del cuore e dei polmoni. In molti casi questa è stata la causa dei decessi. Pertanto molti protocolli contengono la prescrizione di eparina a basso peso molecolare (Enoxieparina) a chi sia affetto da Covid-19, anche a casa, per prevenire la comparsa di fenomeni di iper-coagulabilità e trombosi. Secondo alcuni, il trattamento con eparina dovrebbe essere continuato fino alla completa scomparsa dei sintomi clinici e alla piena ripresa funzionale del paziente. Ma cosa accade se avete vasi deboli ed avete poche piastrine? Chi lo stabilisce? L'uso contemporaneo di antibiotici, cortisone e anticoagulanti, non produrrà pericolose emorragie? Questo potrebbe accadere in particolare se, per tenere sotto controllo la temperatura, si usa in contemporanea dell'aspirina o altri farmaci che possano agire sulla fluidità del sangue. In ogni caso somministrazioni continuate di eparina non sono eventi terapeutici di poco conto. Bisognerebbe anche in questo caso valutare caso per caso. Ma chi potrà farlo?
Infine, altri farmaci avevano dimostrato una certa efficacia nel ridurre i sintomi della malattia, come nel caso della vitamina D. Pare che la carenza di questa vitamina sia associata ad alcuni casi molto gravi e quindi alcuni protocolli ne prevedevano l'uso preventivo. In realtà, trattandosi di un prodotto che, a basso dosaggio, non dovrebbe avere effetti collaterali di rilievo (almeno, non quanto quelli dei tre farmaci

di cui sopra) un suo uso prudenziali poteva apparire giustificato. Tuttavia la vitamina D sembra essere sparita dai protocolli e, sinceramente, non abbiamo sufficienti nozioni mediche per dire se sia stato giusto o meno. Ci limiteremo a registrare questo evento.

Lezione da portare a casa

- La malattia da Covid non ha ancora un trattamento efficace, come per la maggior parte delle malattie sostenute da virus
- La guarigione, come nel caso dell'influenza o del morbillo, si raggiunge quando il sistema immunitario impara a riconoscere il nemico ed a produrre anticorpi specifici
- La produzione di anticorpi può richiedere tempo e nel frattempo il virus produce danni
- In particolare questo virus può produrre (anche se non lo fa sempre) tre tipi di effetti devastanti: tempeste citochiniche che inducono una infiammazione talvolta mortale e danni a vari organi, infezioni batteriche secondarie che possono indurre una polmonite difficilmente curabile, e trombosi a causa di coagulazione del sangue

- Per prevenire questi tre effetti (non per curare il virus, come suddetto) molti protocolli terapeutici prevedono l'uso contemporaneo (o non contemporaneo) di antibiotici, cortisonici sistemici ed anticoagulanti
- Al momento, secondo le "opinioni" di esperti e varie scuole di pensiero, questi tre farmaci potrebbero essere somministrati precocemente, oppure dopo la comparsa di alcuni sintomi e le terapie andrebbero valutate caso per caso e personalizzate
- Di fatto, in assenza di un controllo medico capillare (reso impossibile dalla situazione) molti protocolli prevedono l'uso prolungato dei tre farmaci, talvolta reso ancora più pesante, prudenzialmente, da alcuni medici di base.

Capitolo 6. L'inizio della malattia e la diagnosi

A questo punto mia madre era sicuramente ammalata. Ci siamo rivolti ad un medico di base che ha suggerito di iniziare immediatamente una terapia secondo il protocollo locale: antibiotico (Zitromax) per 6 giorni, una volta al giorno, Cortisone (Desametasone) a basso dosaggio, due volte al giorno, ed eparina, mediante iniezioni sull'addome, una volta al giorno. Sembra un trattamento molto duro per un paziente anziano ma come si fa ad interferire circa un trattamento proposto da medici di base, quando si tratta di una questione di vita o di morte? Abbiamo iniziato il trattamento così come suggerito, in attesa di un *pulsossimetro*, che tardava ad arrivare pur essendo stato ordinato da varie settimane. E noi come stiamo, a questo punto?
Tutta la famiglia aveva avuto contatti diretti e intensi con mia madre ed oramai cominciavamo tutti a sentirci un po' male. Effetto psicologico?
Il primo a sottoporsi ad un ulteriore tampone a domicilio sono stato io, il giorno successivo al risultato positivo ottenuto per mia madre. Poche ore dopo ne avevo la certezza: positivo anch'io. In questa fase, tuttavia, stavo abbastanza bene.

Lamentavo una leggera pesantezza alle palpebre (come quando inizia un'influenza), un pochino di debolezza e qualche decimo di febbre. Nei giorni successivi si sono sottoposti a tampone tutti gli altri membri della famiglia e sono risultati tutti positivi, ad eccezione della collaboratrice domestica. Possibile? Lei ascriveva la sua "resistenza" al virus a massicce dosi di vodka ed aglio che ingurgitava quotidianamente ma la cosa pareva alquanto improbabile. In ogni caso, abbiamo cercato di instaurare una serie di regole per evitare i contatti, isolandoci di fatto ognuno nella propria stanza e mangiando a turno per evitare contaminazioni e reinfezioni. Una vita difficile! Come già detto, la spesa ed i medicinali ci venivano forniti dall'esterno, lasciati sul primo scalino di casa, in modo da evitare contagi ulteriori. Questa manovra ha avuto sicuri effetti positivi, perché non ci sono stati altri casi di covid, né in famiglia né tra i nostri amici e conoscenti.
Essendo tutti contagiati, abbiamo iniziato tutti (tranne la collaboratrice domestica, apparentemente negativa) a seguire il trattamento secondo protocollo, ma modificato un pochino da me stesso, secondo pareri assolutamente personali. È sempre pericoloso cercare di sostituirsi al medico curante ma... se il medico curante non può visitarti, cosa fare?
In particolare, io ho iniziato con dosi bassissime di cortisone, soffrendo di colite ed essendo molto sensibile a questi farmaci: mezza compressa, una volta al giorno. Mia moglie, sempre molto precisa, ha iniziato a seguire pedissequamente il trattamento *in toto*, così come suggerito da protocollo,

comprendente tutti e tre i farmaci al massimo dosaggio. Mio figlio, più giovane, è stato sottoposto solo alla terapia antibiotica, per sei giorni, come suggerito dal medico. Perché sei giorni e non solo tre, come suggerito dal produttore? Non ci è dato saperlo, ma considerando che non poteva produrre danni irreparabili, ho ritenuto di seguire almeno questo consiglio.

La collaboratrice domestica nel frattempo ha cominciato a mostrare sintomi evidenti: febbre (alta sino a 39,5°C), mancanza di gusto e olfatto, nausea, gastrite, vomito. Effettua un ulteriore test mediante tampone molecolare. Ancora negativa!

In questo caso il tampone negativo ci è parso alquanto improbabile. Aveva convissuto con tutti noi sin dall'inizio. Aveva avuto contatti intensi con mia madre. Aveva sintomi evidenti e indiscutibili. Abbiamo deciso che anche lei dovesse iniziare identica terapia. Pertanto è stata sottoposta alla terapia "intera" con antibiotico, cortisone ed eparina. Alcuni giorni dopo, finalmente, riusciamo a contattare una ASL ed a comunicare che siamo tutti infetti e già auto-isolati da giorni. Ci raccomandano di fare quanto abbiamo già iniziato da tempo: raccomandazione tardiva ma corretta. Informiamo che tutti i test sono stati effettuati a domicilio, a spese nostre, dopo prelievo da parte di un infermiere inviato da laboratorio privato. Trascorrono alcuni giorni e ci telefonano: dovete recarvi tutti fra tre giorni presso l'ospedale locale per effettuare un tampone Covid. La cosa ci stupisce!

Ma è abbastanza chiaro che siamo stati già dimostrati positivi? Perché un altro test? È la prassi.

Solo dopo il test ufficiale potranno dichiararci infetti e darci dunque la possibilità di interrompere le attività lavorative, iniziare le cure, ecc. Ci pare pazzesco. Siamo certamente infetti, molto probabilmente contagiosi, e dovremmo metterci in auto, percorrere alcuni chilometri, metterci in fila per un tampone. Dopo varie insistenze cediamo: bisogna rispettare le regole, anche quando appaiono sbagliate.

Ovviamente restiamo chiusi, tappati in auto. Durante il tragitto ho l'incubo di un blocco del motore, o di una carenza di carburante. Cosa farei? Dovrei scendere dall'auto, chiedere aiuto. Potrei contagiare altre persone. Ma questa è la regola (*Dura lex sed lex*).

Quando siamo in fila per il tampone assisto a scene paradossali. Davanti alla nostra ci sono altre auto con passeggeri in attesa di eseguire il test. I conducenti escono, si scambiano opinioni. Dichiarano di essere positivi da una settimana e fumano varie sigarette. Poi poggiano distrattamente le mani sulle maniglie di auto in sosta. I proprietari ignari, all'apertura della portiera della propria autovettura, potranno contagiarsi. Ma questo evento, diretto effetto della regola che impone a persone già dimostrate infette di spostarsi da casa, sembra non impressionare nessuno.

Ci sottoponiamo nuovamente al tampone. I risultati non cambiano: tutti positivi a parte la colf (che nel frattempo sta molto peggio). Ritengo che il suo risultato negativo sia un errore, ma non ho modo per dimostrarlo. D'altra parte, da varie settimane circolano strane storie (sulle quali non giurerei perché non hanno valenza scientifica, ma non ho neppure possibilità di metterle in dubbio). Vari amici e conoscenti, inclusa la fidanzata di mio figlio, che hanno mostrato sintomi evidenti (ad esempio l'assenza di gusto) sono risultati negativi al test. Un altro conoscente invece, che ha una ditta di costruzioni e che aveva avuto un dipendente sicuramente affetto da covid, ha richiesto il tampone per sé, in via preventiva. Dopo ore di coda in auto ha deciso di desistere ed è tornato a casa. Dopo due giorni ha ricevuto una chiamata dall'ospedale, che lo informava essere positivo al test. Eppure il test non lo aveva mai effettuato!

In un periodo di totale paranoia, con i sanitari sottoposti a forte stress e superlavoro, tutto ciò è parzialmente comprensibile. Tuttavia diviene molto difficile muoversi in una pandemia che già di per sé avrebbe tante incognite, quando anche i risultati dei test sembrano essere caute previsioni piuttosto che certezze assolute.

Questo ci porta a rivalutare l'efficienza dei test ed a comprendere che una parte della diffusione della pandemia potrebbe essere dovuta proprio a questa scarsa lungimiranza normativa e precisione diagnostica.

Lezione da portare a casa

- Non esistono farmaci specifici per questa malattia ma, in attesa dei vaccini, si segue un protocollo che limiti i danni

collaterali ed i principali tre effetti deleteri
- Nel nostro caso abbiamo utilizzato tre farmaci contenuti nella maggior parte dei protocolli: antibiotico, antinfiammatorio e anticoagulante
- I medici di base non possono visitare i pazienti, per cui è necessario spesso modulare le terapie *"cum grano salis"* a meno di poter contare su visite accurate e specialistiche a domicilio
- Non sempre i test offrono risultati affidabili
- Le regole imposte dalle varie amministrazioni regionali hanno certamente qualche deficienza, se impongono a soggetti positivi di recarsi autonomamente in ospedale. Andrebbero riviste da commissioni scientifiche autorevoli (ovvero, non da... amici dei politici)
- Ancora una volta, scienza e politica costituisce un mix alla base delle attività mediche, che non sempre pone in primo piano la salute pubblica, privilegiando aspetti organizzativi di semplicità ed approssimazione.

Capitolo 7.
L'andamento della malattia a le cure

Nei primi tempi mia madre viene curata a casa. Non sta tanto male, in fondo, e oramai siamo tutti contagiati. Per giunta gli ospedali in questo periodo sono visti come punti oltre le colonne d'Ercole: ignoti e pericolosissimi! Dopo tre giorni però arriva a casa il pulsossimetro, finalmente. Misuriamo la concentrazione di ossigeno nel suo sangue e risulta molto bassa: 70%. La cosa stupisce, perché non lamenta difficoltà respiratorie. Che si tratti di un errore? Lo stesso strumento, applicato a me, mia moglie, mio figlio, indica valori di saturazione prossimi al 100%. Ripetiamo la misura: 70%.
Chiamo un'ambulanza, che porta una bombola di ossigeno. Dopo soli 10 minuti di mascherina ad ossigeno la sua saturazione torna al 95%. Dunque lo strumento funziona. Eppure, pochi minuti dopo aver tolto la mascherina la saturazione scende nuovamente a livelli estremamente bassi. Il sangue mi si gela nelle vene. E ora?
Proviamo a prevedere turni continui per controllare che tenga la mascherina al volto. Ordiniamo serie di bombole di ossigeno per sopperire alle necessità quotidiane. Ma mia madre è particolarmente nervosa

(e chi non lo sarebbe in queste condizioni?) e tende a togliere la mascherina: una reazione molto pericolosa, a questi livelli di saturazione. Provo ad insistere in ogni modo, ma tutti i tentativi risultano vani. Comincio a pensare che abbia bisogno di ricovero e, forse, di una leggera sedazione affinché mantenga il respiratore in posizione, in attesa di una risposta immunitaria, che speriamo giunga presto. Ma qual è la scelta giusta? Inoltre i suoi valori ematici stanno peggiorando e non si nutre da una settimana. Le mie pappine a base di uova e zucchero, insieme al cortisone, hanno prodotto effetti negativi sulla glicemia, che è salita a 220 ppm. Appare sempre più debole, anche se la febbre è scesa, con temperatura attestata quasi a livelli normali e le ecchimosi che aveva sul corpo mostrano segni di guarigione. Sembra comunque che cominci ad avere qualche difficoltà respiratoria, anche se non particolarmente evidente. Non vorremmo che queste difficoltà si aggravino.

Chiamo tutti i medici che conosco, compresi quelli che in questo periodo mi stanno amichevolmente seguendo telefonicamente, suggerendomi le terapie passo per passo. Mi offrono tutti più o meno la stessa risposta "Se mandi tua madre all'ospedale dalle subito un bacio, perché non sai se la rivedrai mai più. Se non lo fai potrebbe resistere in queste condizioni a casa per un paio di giorni, ma non sperare in nulla di più.". Ora non ci sono più alternative. La invio in ospedale e prego, perché voglio darle una chance.

L'ambulanza arriva. Le porgo l'ultimo bacio, con il fuoco nel cuore. La vedo per l'ultima volta dentro l'ambulanza, con mascherina in posizione e luci bianche sul volto. Non la rivedrò mai più.

Lezione da portare a casa

- Quando inizia la storia di un trattamento covid il futuro è sempre incerto, a qualsiasi età, per qualsiasi fascia di popolazione
- Non esistono certezze di trattamento né assicurazioni possibili sul decorso
- In alcuni casi la malattia inizia in sordina, con sintomi poco evidenti e leggeri, poi improvvisamente e inaspettatamente peggiora, non si sa perché
- Alcuni affermano che la malattia ha un andamento bifasico e che dopo un primo picco, ed una apparente ripresa, il virus riprende forza e proprio allora diviene più pericoloso, perché si trova di fronte ad un organismo già indebolito dalla prima fase
- Conviene tenere sempre in casa, per precauzione, un ossipulsimetro. Ordinarlo all'ultimo momento può comportare ritardi nella comprensione dei sintomi
- In ogni caso ogni farmacia oramai dispone di ossipulsimetri di facile

utilizzo. Costano un pochino in più che on line ma possono salvare una vita
- Basta applicare l'ossipulsimetro ad un dito (dopo aver tolto eventualmente lo smalto da unghie e tagliare le unghie lunghe, per avere un risultato più accurato) e pochi secondi dopo leggere i propri livelli di saturazione di ossigeno

Capitolo 8.
Considerazioni sull'infezione e ipotesi sul contagio

A questo punto siamo tutti a casa, infetti e demoralizzati, con tanto tempo per pensare a tutto questo. Quando è cominciato? Come? Possiamo fare delle ipotesi e comprendere da dove è arrivata l'infezione?
Apparentemente siamo stati tutti contagiati dopo un primo contatto con mia madre. Siamo risultati positivi al test nell'ordine in cui l'avevamo incontrata: prima io, poi mia moglie, poi mio figlio e la colf. Nessuno dei nostri rispettivi contatti, coi quali avevamo avuto vicinanza adeguata a produrre possibili infezioni, ha mostrato sintomi di malattia. Dunque un'ipotesi alternativa, come ad esempio che sia stato io stesso ad aver portato l'infezione a casa dovrebbe essere esclusa. Avevo incontrato mia madre circa dieci giorni prima di quel fatidico sabato e nel frattempo ho frequentato e mi sono avvicinato a collaboratori in laboratorio, amici per strada, mio fratello, cognati e nipoti. Sono tutti sani grazie al Cielo. Se fossi stato io a contagiarla nei dieci giorni precedenti, avrei di certo potuto fare altrettanto con

qualcuno dei miei contatti diretti e sarebbe molto strano il contrario. Ho provato ad imporre varie ipotesi alternative ma nessuna di esse funzionava, per tempi e modalità di contatto.
E allora torniamo all'ipotesi iniziale. Mia madre esce di casa quel martedì, ruzzola a terra e viene aiutata. In qualche modo, in quella occasione, viene a contatto col virus. Nei primi tre giorni non mostra sintomi di sorta. Dopo tre giorni i sintomi compaiono e sono evidenti e molto pesanti, conducendola a continui capogiri e rovinose cadute. Il sabato la incontro io. Probabilmente è il primo giorno in cui diviene infettiva. Io ho contatti abbastanza stretti perché è sofferente e quindi, rispetto alle solite modalità di visita (in cui rimango, con cautela, a distanza) sono costretto ad avvicinarmi per aiutarla. Dopo quattro giorni da quel sabato, il mercoledì successivo, risulto positivo anch'io. Probabilmente lo ero già il giorno precedente, visto che lamentavo una certa pesantezza degli occhi, dopo tre giorni dal primo contatto. Mia moglie la incontra la domenica mattina e dopo tre giorni è positiva. Mio figlio la domenica sera e risulta positivo dopo altrettanti giorni. La colf... lasciamo stare: ufficialmente negativa, ha cominciato a mostrare sintomi lievi già dopo tre giorni dal primo contatto.
Dunque abbiamo incontrato un ceppo che produce sintomi quasi sempre dopo tre giorni. Quando parlo di "ceppo" non mi riferisco alle "varianti" dimostrate recentemente in Inghilterra, in Africa, in Cina, in Australia, ecc. Quelli sono ceppi abbastanza diversi, che sembrano condurre verso nuove specializzazioni

del virus. Ma senza dubbio un retrovirus ha un RNA che muta a velocità supersonica, per cui non escluderei (ma qui esprimo un parere personale, da biologo, non supportato da alcuna evidenza scientifica) che possano esistere ceppi leggermente diversi, che producono infezioni in tempi diversi o sintomi più o meno pesanti, entro un intervallo accettabile di variazione.
Di fatto, nel nostro caso ci sarebbe stata una perfetta concordanza dei tempi di infezione, pari a tre giorni. Altro che i quindici giorni di cui parlava la televisione! Di certo comunque delle varianti genomiche sono state dimostrate in tutto il mondo ed è interessante studiarle. Sul sito nextstrain.org sono riportate, aggiornate in tempo reale e consultabili, tutte le mutazioni individuate del virus; suddivise per regione geografica, stato, con le variazioni temporali e le divergenze. Ora leggendo alcuni lavori scientifici trovo che il tempo medio di incubazione dell'infezione è di 5,2 giorni ma può estendersi sino a 14. Il periodo da noi osservato è nell'intervallo, dunque. Ha senso!
Meno senso hanno le tante discussioni che seguo in tv, che fanno apparire pari a due settimane il tempo effettivo di incubazione. Certo, sono dovute a semplificazioni giornalistiche, ma ci conducono tutti a considerazioni errate circa tempi e modalità di contagio. Sono spesso fuorvianti.
Dunque tre giorni sono sufficienti come periodo minimo di incubazione. Dopodiché con ogni probabilità ci sarà un giorno o due di non contagiosità. Infatti, mia madre ha ricevuto la visita di una parente tre giorni dopo il contagio presunto,

ma il contatto non ha avuto ripercussioni di sorta sulla persona che l'aveva incontrata. Ha con ogni probabilità iniziato ad essere contagiosa circa due-tre giorni dopo l'inizio dei primi sintomi, ovvero, al termine del periodo brevissimo di maturazione. Lo stesso è accaduto al resto della famiglia, e questo ha evitato che producessimo danni ai nostri vicini, poiché ci siamo auto-isolati molto precocemente al comparire dei primi lievissimi sintomi e prima che comparissero decimi di febbre.

A parte queste (apparenti) certezze, non ci è dato sapere ovviamente quali siano stati i vettori del contagio. Sarà stato il contatto brevissimo ma ravvicinato con la persona che l'ha aiutata a rialzarsi, oppure delle particelle virali ancora presenti sul pavimento al momento della caduta? Sarà stato il tasto dell'ascensore o la maniglia del portone?

Benché non ci sia dato conoscere questi dettagli, sembra essere molto probabile il momento del contagio, anche perché sarebbe impossibile, date alla mano, identificare un momento o un'occasione diversa.

Lezione da portare a casa

- Qualsiasi momento è buono per contagiarsi: il virus è sempre in agguato
- Alcuni affermano che sono necessari contatti prolungati per contagiarsi ma questo sembra non essere vero nel nostro caso. Molto probabilmente, una carica virale abbondante può provenire

da un singolo colpo di tosse a distanza ravvicinata o dalle tracce di uno starnuto sul pavimento
- Da alcune discussioni televisive apparirebbe che il periodo "normale" di incubazione sia prossimo alle due settimane. Nulla di più errato, visto che il periodo medio è di circa 5 giorni con una notevole deviazione possibile in più o in meno. Tre giorni, nel nostro caso, hanno rappresentato la norma.
- Tenere allerta l'attenzione ed auto-isolarsi ai primissimi sintomi di influenza permette di evitare la diffusione del virus, nell'interesse proprio e dei propri cari
- All'interno del nucleo familiare è molto facile contagiarsi per cui, una volta entrato in casa, il virus si diffonde rapidamente in modo incontrollato.

Capitolo 9. I possibili esiti e la guarigione

Mia madre è arrivata in ospedale ed il tampone molecolare conferma l'esito positivo al covid. Nei giorni successivi io comincio a stare peggio. Sarà colpa del cortisone, che influisce sul mio umore, o dell'invio di mia madre in ospedale, che mi ha prodotto ulteriore preoccupazione? La febbre sale molto, anche fino a 39 gradi. Di giorno la tengo sotto controllo con l'aspirina. Elimino lentamente il cortisone dalla mia terapia (non si deve mai interrompere improvvisamente un trattamento cortisonico) scendendo ad un quarto di pastiglia per giorno, prima di fermare le somministrazioni. Questo dovrebbe migliorare il mio umore e accelerare la risposta organica. Ma quando arriva questa risposta? Oramai sono passati tanti giorni dal primo contatto con il virus e sembra che non vi siano state reazioni del mio sistema immunitario. Sono preoccupato, perché in questo particolare momento della malattia non si sa bene quale strada prenderà la situazione. In moltissimi casi, dopo un certo periodo, inizia finalmente la reazione organica, gli anticorpi eliminano progressivamente il virus e la guarigione inizia. Ma non è sempre così. Talvolta il maledetto riprende ad esplorare, circola, si riproduce, e trova un organismo indebolito da uccidere.

Proprio in questo periodo apprendo che un carissimo amico di 55 anni, privo di qualsiasi patologia e con abitudini "da sportivo", è deceduto a causa del covid, dopo più di un mese di degenza in ospedale. Nel suo caso, dopo un inizio in sordina, quasi asintomatico, i valori di saturazione hanno iniziato a scendere, gli organi sono stati colpiti progressivamente, sino al decesso. Sono triste per lui, preoccupato per mia madre e terrorizzato per l'insieme della famiglia, me compreso.

La sera la febbre aumenta. Poi di notte sudo tantissimo, sino a bagnare pigiama e lenzuola. La temperatura si riduce, ma a prezzo di un grande sforzo fisiologico. La mattina sono a pezzi ed ho l'impressione che il virus viaggi ogni notte nel mio corpo, in cerca di nuovi distretti. Ovviamente è solo un'impressione, ma condivisa da molti reduci della malattia. Infatti nei primi giorni accusavo solo febbre ed una leggera tosse molto secca. Dopo una notte il virus prende il controllo del mio intestino e comincio ad avere sintomi variegati all'apparato digerente. Poi una notte comincio a sentire palpitazioni e mi pare che il cuore stia lottando con l'intruso. Dopo un'altra notte mi colpisce delle terminazioni nervose, perché al mattino scopro di aver perduto del tutto il senso dell'olfatto e del gusto.

Si tratta di una sensazione estremamente curiosa, che sarebbe addirittura interessante provare, se non fosse spaventosa. Infatti metto casualmente la testa sopra una pentola con cipolla sfrigolate e sento solo... vapore acqueo. Aria calda, ma nessun odore. Mangio cioccolata e mozzarella ed hanno esattamente lo stesso gusto: nessuno. Posso bene una tazzina di caffè o una di aceto caldo e provo esattamente la stessa sensazione. La cosa è preoccupante: potrei ingurgitare carne avariata di topo e non accorgermi assolutamente del sapore nauseabondo. Mi rendo conto di quanto importante sia il senso del gusto e quello dell'olfatto per la nostra sopravvivenza e quanto lo sia stato per la nostra evoluzione. Potrei lasciare il rubinetto del gas aperto e non accorgermi assolutamente di nulla. Un giorno avevo dimenticato del riso in una pentola. Mi ha avvertito mio figlio (che non aveva ancora subito questa menomazione) perché io non sentivo assolutamente nulla, nonostante il riso fosse completamente bruciato sul fondo rovente del recipiente d'acciaio.

Un'altra notte il virus comincia a viaggiare nelle mie ossa ed iniziano alcuni dolori, per fortuna ben sopportabili e di breve durata. Questa cosa è avvenuta molte volte, sempre di notte, sempre dopo la sudata di rito (che mi svegliava in genere alle 4:00, con una certa precisione cronometrica), con il virus che sembrava voler esplorare il mio corpo in cerca di zone deboli da conquistare.

Per fortuna (ma solo per fortuna) non ha mai attaccato i polmoni, almeno non in modo significativo. La saturazione in ossigeno del mio sangue non è mai scesa al di sotto del 95%. Questo tuttavia non dimostra che non vi siano state conseguenze respiratorie in quel periodo, visto che ora, misurando la saturazione di frequente, la trovo regolarmente stabile tra il 99 ed il 100%. Dunque, anche quello che mi sembrava un segnale incoraggiante, indicava la presenza del virus nel mio corpo ed in quello dei familiari. In ogni caso io ho sospeso precocemente il trattamento con cortisonici, non ho mai fatto uso di eparina, ed ho assunto solo l'antibiotico di rito. Il medico lo aveva prescritto per sei giorni. Io mi sarei limitato a tre, come da istruzioni. Poi, nel tentativo di seguire pedissequamente le istruzioni... ho continuato per cinque giorni! A parte l'antibiotico e le frequenti somministrazioni di salicilici (aspirina almeno una volta o due al giorno per un periodo prolungato), non ho assunto altri medicinali perché, per fortuna, non è stato necessario.

Mia moglie poco dopo di me comincia ad avere reazioni più severe. Essendo geneticamente predisposta a produrre coaguli del sangue, inizia subito una terapia d'attacco con eparina, che le provoca effetti molto spiacevoli, visto che i fori delle iniezioni sull'addome continuano a sanguinare per gran parte del giorno. Lei segue alla lettera tutte le istruzioni del medico: sei giorni pieni di antibiotico, cortisonici per cinque, più gli sforacchiamenti addominali con l'eparina. Solo dopo aver notato i frequenti episodi di emorragie nei punti dell'iniezione (e dopo mie insistenze) ha deciso di ridurre il dosaggio dell'anti-coagulante a metà, prima di smettere completamente le somministrazioni. In generale ha avuto gli stessi miei sintomi, aggravati da dolori alle articolazioni, che nel mio caso sono stati limitati nell'intensità e nel tempo. A differenza di me, il suo apparato digerente sembra non essere stato colpito ed ha mantenuto olfatto e gusto. Evidentemente il virus colpisce ogni persona in modo diverso, secondo le personali attitudini e debolezze.

Mio figlio è certamente quello che sta meglio. La cosa mi rincuora perché com'è ovvio, mi preoccupo molto più per lui che per la mia salute. Nonostante il suo stato di salute relativamente buono (l'infezione procede quasi come una qualsiasi influenza, nel suo caso) io sono molto preoccupato, in base a quanto discutevamo prima: non si sa mai che via il virus possa prendere e quali improvvisi aggravamenti possa produrre, finché non si sia sviluppata una risposta organica efficace e completa.
La colf in questi giorni comincia a peggiorare. Evidentemente aglio e vodka non hanno prodotto grandi effetti positivi. Anzi, ora è quella che sta peggio di tutti. Ha una temperatura molto elevata, che sfiora i quaranta gradi e non si riesce a tenerla sotto controllo neppure con dosi massicce e frequenti di paracetamolo. Poi il virus colpisce anche il suo apparato digerente, ma in modo molto più violento che nel mio caso. Prende a vomitare di frequente, dorme tutto il giorno, è spossata e dolorante. Ci sfiora l'idea di inviarla in ospedale, perché la sua situazione al momento è la più preoccupante. Lei prende tempo e riposa tutto il giorno. Fa bene.
Mia madre è in ospedale e diventa molto difficile ottenere dei contatti, delle informazioni. Ci rivolgiamo a tutti i possibili conoscenti per riuscire ad ottenere informazioni. Riusciamo a metterci in contatto con i medici che la tengono in cura, i quali sono evidentemente sfiniti da pesanti orari di lavoro. Ricevono solo alle tre di pomeriggio, telefonicamente, per fornire informazioni sulle degenze. Nei primi giorni sono abbastanza rassicuranti, anche se ci danno l'impressione di non

aver compreso appieno la situazione, nonostante io abbia compilato pedissequamente una lettera per i medici intitolata "breve anamnesi", al momento dell'ingresso in ospedale, in cui ho descritto nei dettagli la situazione. Forse era troppo dettagliata e non hanno avuto il tempo di leggere!
Di fatto, solo dopo due giorni i medici apprendono che mia madre era caduta ed aveva battuto la testa. Questo spiega il motivo per cui urlava ogni volta che veniva toccata e li induce (finalmente) a trasferirla per effettuare una tac alla testa ed una radiografia del bacino. I risultati sono molto incoraggianti: ossa forti, nessuna rottura né segni di osteoporosi. Nessun danno cerebrale, né segni di danneggiamenti precedenti, a parte una leggera arteriosclerosi, del tutto normale, data l'età. I medici sono ottimisti e mi confermano che se riuscirà a mantenere sul capo il "casco" ad ossigeno potrà guarire. Purtroppo la paziente è nervosa e tende a togliere la maschera e il casco. Questo lo sapevamo già, anzi, è il motivo stesso per cui abbiamo deciso di inviarla all'ospedale. Ovviamente continua a stare digiuna, oramai da una decina di giorni.
Io temo per la mancanza di assistenza personale. Se fosse a casa faremmo turni diurni e notturni per tenerle la maschera davanti al volto. Ma immagino che in ospedale, se toglierà la maschera di notte, continuerà a soffrire di carenze di ossigeno sino al mattino seguente. Questa evenienza mi preoccupa non poco. So anche, per esperienze dirette di amici debilitati (ma poi fortunatamente guariti), che non tenteranno di imboccarla o di somministrarle le mie "pappine". In ospedale, anche se sei catatonico, ti

portano un vassoio col cibo e lo poggiano sul comodino, per riprenderlo il mattino dopo. Avrò fatto bene a richiedere l'assistenza ospedaliera? Non lo saprò mai.
Tuttavia, dopo qualche giorno le sue condizioni peggiorano ed i sanitari cominciano a dare notizie negative, sempre peggiori. Sembrano voler "mettere le mani avanti" ogni volta che telefoniamo. Sono quasi tentato di non telefonare, per non doverle sentire.
Dopo dieci giorni di degenza le condizioni divengono critiche, le solite problematiche multiorgano. Poi un mattino di domenica mi telefonano. Una chiamata fredda, agghiacciante, priva di tatto. Un'infermiera frettolosa e maldestra blatera frasi con fare da telefonista sbrigativa. Mia madre da oggi non c'è più, e noi qui a casa siamo ancora tutti ammalati.

Lezione da portare a casa

- I sintomi cambiano e possono migliorare o peggiorare da un momento all'altro. È molto difficile poter seguire un andamento lineare della malattia
- Le terapie dovrebbero essere personalizzate in base ai sintomi ed alla personale situazione medica. Purtroppo la cosa diventa difficile in mancanza di un contatto diretto col medico e di visite accurate
- A parte le modulazioni terapiche "fai da te" che dovrebbero essere sempre

sconsigliate in casi normali, c'è poco da fare in una situazione di totale confusione della sanità e di necessità di limitare i contatti fisici
- Alcuni centri pubblici e privati possono essere provvidenziali per fornire informazioni dettagliate, consigli e indicazioni sulle terapie
- La scelta di recarsi o meno all'ospedale resta alla valutazione personale e non è di facile definizione (anzi, non si sa mai se si è fatto bene, in entrambi i casi!). Tuttavia è sempre consigliabile evitare, se possibile, sia per scongiurare affollamenti delle strutture sanitarie quando non sia indispensabile, sia per evitare personali problemi
- Il personale sanitario è in genere molto gentile e disponibile perché comprende i gravi problemi delle famiglie. Tuttavia il fatto che i pazienti debbano rimanere isolati e sotto il loro esclusivo controllo lascia molti dubbi su quanto possa accadere effettivamente in una corsia, in assenza dell'affetto di parenti e amici
- La malattia procede generalmente in due fasi e gli esiti della seconda sono assolutamente imprevedibili, al di là delle statistiche che predicono un esito positivo per giovani e per coloro che

sono privi di patologie conclamate: puoi essere giovane e sano, ma se sei tu in quel cinque per cento di sfortunati che vengono attaccati duramente dal virus, la statistica potrà consolarti molto poco
- Probabilmente il danno maggiore che il virus possa produrre è il lasciarci morire soli, in una situazione totalmente disumana, tra gli sguardi di personale medico e paramedico che, al di là di una sana umana comprensione, ti è assolutamente sconosciuto.

Capitolo 10. Vita e morte negli ospedali

Quanto narrato sinora pone una serie di interrogativi e di considerazioni importanti su questa malattia e sulla sua gestione. Come dimostrato, si muore da soli in ospedale e per i familiari restano mille dubbi sulle reali condizioni dei loro congiunti, sul loro umore prima e dopo e così via. Possibile che non esistano soluzioni?
Parliamoci chiaro, gran parte del personale sanitario sta facendo un lavoro eroico, ma come poter essere certi che si comportino tutti in modo esemplare? Lo sappiamo tutti, per esperienza personale: quando ancora potevamo recarci in ospedale per seguire le vicende dei nostri congiunti, per stringere loro la mano nei momenti critici. Abbiamo spesso dovuto lamentarci dell'assenza dell'infermiere di turno, della scarsa considerazione della caposala. Mi sovvengono le discussioni accese, quando mio padre era in ospedale, tanti anni addietro. Ci siamo recati in infermeria ed abbiamo trovato poche persone, scarsamente motivate, intente a fare... altro. Questo sarà certamente capitato a tutti. Non si possono negare queste evenienze e neppure generalizzarle.
Possibile, però, che proprio da oggi, mentre i sanitari sono barricati dietro le difese del caso, siano divenuti tutti angeli benedetti? Non potrebbe darsi che proprio l'infermiere che doveva occuparsi di seguire

mia madre sia stato distratto da telefonate notturne e pisolini, invece di seguire le vicende degli ammalati a lui affidati? Non abbiamo nessuna intenzione di lanciare accuse o dubbi senza prove, ma siamo umani e sappiamo che queste cose possono accadere. Vi sono macellai buoni e macellai disonesti, studenti bravi e studenti maldestri, infermieri eroici ed infermieri... svogliati. Tutto ciò è nella natura umana. Ma allora, perché non identificare possibili soluzioni?
Sino ad oggi tutte e manovre messe in atto da sanitari e politici sono state orientate alla gestione dell'emergenza covid e com'è ovvio, la gestione delle emergenze non può prendere in considerazione tutti gli aspetti importanti, se si tratta di questione di vita o di morte. Se c'è un terremoto devi immediatamente reagire ed esci di casa anche senza indossare la camicia, per salvare la vita: è un'emergenza. Tuttavia, considerando che la pandemia ci affligge oramai da un anno, possiamo davvero ancora parlare di emergenza? Già, perché dopo il terremoto riesci a rimanere senza camicia per due ore... magari per 24 ore (però, che freddo!) ma poi cerchi soluzioni più confortevoli. O no?
Ora, nel caso del covid si trattava di gestire l'emergenza e quindi abbiamo chiuso strade e scuole, barricato gli ospedali, murato le porte delle case per anziani. Ma dopo un anno, se queste condizioni persistono, si rischia di mandare in cenere il cervello e l'anima delle persone, si brucia l'economia, si distruggono le basi del vivere civile.
Proprio come è capitato a noi. Chi avrebbe mai pensato di mandare la nostra benamata madre in

ospedale da sola, a novant'anni, senza un minimo di conforto morale? È un'evenienza che neppure nei tempi più duri della nostra storia avremmo potuto immaginare. Lavori una vita per meritarti affetti e qualche comodità, doni amore e assistenza per tutti, poi muori da sola, in assenza di qualsiasi considerazione per la tua condizione umana: è inconcepibile!

Peraltro bisogna considerare che le persone sono fatte di corpo e di spirito e che le due entità non possono vivere indipendentemente (beh lo spirito forse sì, se siete credenti). Insomma, anche il medico vivisezionista ti dirà che un paziente in buono stato di umore guarisce prima di un paziente depresso e demotivato. Questo è anche più stringente nel caso di una persona anziana, tendente alla depressione e alle crisi esistenziali: se ti mettono in un letto d'ospedale, soffri e non ricevi più una parola di conforto per settimane, molto presto comincerai a chiederti "ma non sarebbe meglio morire?". Sono certo che questo pensiero abbia dominato l'animo di mia madre nell'intero periodo di degenza.

Dunque è molto probabile, anche se non dimostrabile, dati alla mano (ma cos'è davvero dimostrabile nella gestione di questa strana pandemia?), che una gestione più morbida delle strutture di cura e soggiorno, che permetta maggiori contatti umani ed un certo tipo di "legame" (quel filo che si è rotto per sempre quando mia madre è entrata nell'ambulanza), riuscirebbe a salvare delle vite, riducendo il numero di pazienti con esiti funesti. Possibile che non si possa far nulla? Pensiamoci seriamente.

Viene anche da chiedersi se la percentuale così elevata di anziani che soccombono all'infezione, al di là della loro maggiore debolezza organica, non derivi proprio dalla loro incapacità di resistere alla mancanza di legami d'affetto. È un punto difficilmente dimostrabile, ma dovremmo considerarlo seriamente. In questo periodo sappiamo che centinaia di persone muoiono ogni giorno nelle stesse condizioni. Non sarebbe fantastico poterne salvare anche solo il dieci per cento, migliorando le loro condizioni psicologiche? Sarebbe un magnifico regalo per il mondo. Bisognerebbe certo provvedere, o almeno tentare.

Tanto per cominciare consideriamo che la gestione di un paziente Covid comporta comunque spese molto elevate, prossime alle migliaia di euro, secondo il periodo di degenza (e vari studi dimostrano che un po' di buonumore può ridurre i tempi di degenza per molte patologie). Quindi un piccolo investimento teso a ricostruire rapporti, seppure in forma virtuale, potrebbe rivelarsi utile e vantaggioso dal punto di vista economico. Ora facciamo delle ipotesi, tanto per discutere, perché non tocca a noi identificare le soluzioni, visto che le strutture sanitarie contengono fior di psicologi ed amministratori in grado di ragionare su questa faccenda. È solo per immaginare delle soluzioni, così dimostrando che potrebbero esistere.

E allora, immaginiamo di installare in ogni corsia Covid una piccola telecamera. Certamente bisognerebbe spegnerla o oscurarla durante le attività di cura ed in alcuni momenti "critici", così come in ogni ospedale ti chiudono le porte della corsia per

mezz'ora quanto entra il primario con gli assistenti o quando gli infermieri entrano per le abluzioni. Niente di strano in questo. Ma esaminiamo un poco i vantaggi.
Io avrei potuto controllare le condizioni di mia madre in tempo reale, mediante una app sul telefonino. Avrei potuto evitare mille telefonate all'ospedale a tutte le ore, perché le condizioni di mia madre avrei potuto constatarle da solo. Avrei potuto controllare ogni tanto, di notte, che mia madre indossasse la mascherina a ossigeno ed in caso di problemi estremi, avrei potuto chiamare un numero verde (appositamente istituito?) per informare l'infermiere di turno che... mia madre era caduta dal letto. Ma soprattutto, avrei potuto verificare personalmente e convincermi intimamente che gli infermieri ed i medici stavano facendo tutto il possibile, evitando di alimentare dubbi nel mio animo, sulla qualità delle prestazioni fornite. Qualcuno avrà tentato di nutrirla? Avrà ricevuto una carezza da una infermiera? Sarà stata trattata umanamente? Non potrò mai saperlo e questi dubbi continueranno a tormentarmi per anni. Mi chiedo pure se è per vivere col tormento di questi dubbi che paghiamo regolarmente le tasse.
Se il team di cura non ha nulla da nascondere, per quale motivo una telecamera in corsia non è stata mai installata? Costa trenta euro, si installa in pochi secondi e permetterebbe di rasserenare gli animi dei familiari ed aiutarli ad essere più vicini ai loro congiunti. Sarebbe assolutamente irrilevante dal punto di vista dei costi ma potrebbe cambiare totalmente il rapporto con i sanitari. Inoltre potrebbe

ridurre la tensione delle telefonate quotidiane, perché altro è rivolgersi al medico per chiedere informazioni al buio, altro è chiamare per ascoltare un parere professionale, poco dopo aver già seguito di persona il viso adorato del parente ammalato.

Ma pensate: esistono varie app per animali domestici che fanno uso di una piccola ed economica webcam (provate ad esempio a cercare l'app "Furbo" col vostro smartphone!). Le hanno inventate per tenere compagnia al cagnolino che resta da solo in casa quando siete al lavoro. Puoi anche sussurrare qualche parola al cucciolotto, per tenerlo sereno, ed in alcuni casi puoi fargli arrivare una crocchetta, per premiarlo di stare buono sul cuscino. Possibile che il benessere psicologico di Fido abbia più valore e considerazione di quello di un anziano genitore? A ben pensarci tutti questo non ha alcun senso. Dove stiamo andando? Che inferno ci stiamo costruendo intorno? Chi è davvero responsabile di tutto questo?

Una semplice webcam (vogliamo esagerare? ... Munita di microfono e altoparlante?) ovviamente aiuterebbe i congiunti, non direttamente l'ammalato, ma non è poco. Con una spesa irrisoria si rende più umano il contatto di un figlio con sua madre. Vogliamo sottovalutare questo aspetto? In aggiunta, l'aiuto al degente arriva proprio dalla continua sorveglianza, che non potrebbe essere pretesa da un infermiere. Sarebbe come "fare la notte in ospedale" pur rimanendo a casa, così da potere entro certi limiti dare un aiuto, chiamare la caposala in caso di problemi gravi, tenere d'occhio il decorso della malattia.

Vogliamo fare di più per il degente? E allora, al fianco di polmoni artificiali e monitor vari, si potrebbe pensare di applicare anche un tablet, un semplice tablet, al letto dell'ammalato. Questo permetterebbe di collegare il viso dei congiunti, per spiegargli la sua situazione, dargli forza, sussurrare qualche parola di conforto. Certamente gli ammalati più giovani ed in forze avranno portato il telefono cellulare ed il relativo caricatore. In questo caso il tablet non serve. Ma cosa dire di molti anziani (come nel caso di mia madre) che non sono in grado di gestire una device elettronica in condizioni critiche? Sono proprio loro quelli che avrebbero bisogno di maggiore conforto e che potrebbero trarre grande vantaggio di questa presenza virtuale. Costa un centinaio di euro per letto e potrebbe essere lasciato in posizione anche al termine della pandemia, come sistema per tenere in contatto continuo pazienti e familiari. Dopotutto, la pandemia potrebbe anche insegnarci qualcosa, prima o poi. O no?
Ovviamente si potrebbe andare oltre con proposte futuristiche (vedi l'app per cani!) ma le lasciamo agli esperti del settore. Qui abbiamo voluto solo dimostrare che un paio di ausilii semplicissimi ed economici potrebbero cambiare totalmente il rapporto con i familiari e rendere più umana la degenza.
Il virus ha disumanizzato molte fasi della nostra esistenza, ma noi non abbiamo fatto nulla, sino ad ora, per migliorare questi aspetti. Abbiamo anzi contribuito a disumanizzare tutta la gestione utilizzando statistiche e freddi numeri.

Parliamoci chiaro, chi scrive utilizza quotidianamente statistiche complesse per il proprio lavoro di ricerca. Sono indispensabili, se usate correttamente, per garantire la correttezza dei dati e la qualità delle scelte terapeutiche. Tuttavia le statistiche applicate quotidianamente agli esseri umani trasformano il mondo in un enorme lager, in cui le persone sono "pezzi" ed il rapporto tra vivi e morti è solo un numeretto in una casella al termine di una colonna. Nessuno di noi vorrebbe vivere in questo incubo. Eppure lo stiamo facendo, alimentando questo processo con attività giornalistiche e divulgative.

Sinceramente mi interessa poco sapere che oggi sono morte 560 persone in Italia. Io vorrei sapere come stavano, se hanno sofferto molto, come si chiamavano, come vivevano. Le statistiche aiutano poco in questo senso. Anzi, contribuiscono a disabituarci dal processo di comprensione umana e rendono quasi normali degli eventi che dovrebbero precipitarci quotidianamente nello sconforto.

È tempo, dunque, di cominciare a considerare soluzioni a problemi mai affrontati (si, certo, a causa dell'emergenza. Ma si può ancora parlare di emergenza a distanza di un anno dall'inizio del problema?), tenendo presente che non solo gli aspetti medici, ma anche quelli psicologici necessitano di essere affrontati con la massima serietà. Questo forse non ci permetterà di accelerare la soluzione alla pandemia, ma ci permetterà almeno di morire più serenamente... se proprio dobbiamo morire. Vi pare poco?

Lezione da portare a casa

- Nella gestione della pandemia sono stati considerati moltissimi aspetti medici e demografici, ma non sembra che gli aspetti psicologici abbiano avuto sinora alcuna considerazione o reazione attiva
- Persino nella gestione dei "divieti" i politici hanno ascoltato i pareri degli esperti in merito agli aspetti epidemiologici, ma non l'opinione di psicologi e sociologi. Dovrebbero cominciare a farlo.
- Basterebbero davvero spese irrisorie e modifiche minime delle strutture per permettere a familiari e pazienti di rimanere in contatto
- Se proprio non si può evitare di morire di Covid, facciamo almeno in modo da morire serenamente, con dignità, evitando la disumanizzazione che domina tutto il processo
- Il virus sta disumanizzando le nostre società, ma noi potremmo fare molto per ridurre i suoi effetti psicologici, anche se non abbiamo ancora cominciato, perché preoccupati per gli aspetti medici, molto stringenti ed urgenti. È tempo di provvedere.

Capitolo 11: La guarigione

Dopo il funerale (che non c'è stato, causa regole Covid) la vita deve continuare. Per qualche tempo i nostri sintomi sono "ballerini", talvolta sembrano aggravarsi, altre volte paiono mitigarsi. Tuttavia noto che lentamente gli accessi febbrili serali producono picchi sempre più bassi e quindi la febbre che nei primi tempi sfiorava i 39 gradi, comincia a mostrare picchi di 38,5… 38… 37,5… ancora 38… poi 37,2 e così via. Forse inizia una reazione? Permane una certa inappetenza, forse dovuta anche alla mancanza di gusto. Mi costringo a mangiare delle pastine in brodo perché so che è importante nutrirsi, ma ne farei volentieri a meno. Tutto ciò comporta notevoli perdite di peso che nell'intero periodo dell'infezione assommano a circa 7 chili. Chi lo avrebbe detto, prima dell'infezione: mi sottoponevo a intensi allenamenti nel tentativo di dimagrire mezzo chilo! Tuttavia, al termine della malattia, i chili perduti sono stati recuperati nel corso di una decina di giorni… Tanta fatica per nulla!
Dopo una settimana ancora, la febbre si stabilizza su 37 e poi ancora meno, fino a scomparire del tutto. Sono arrivati finalmente gli anticorpi, ma la loro produzione ha impiegato un tempo estremamente lungo se comparato con quello di una normale influenza: quasi 25 giorni. Una risposta immunitaria

matura così tardiva è pericolosa: se il tempo si fosse allungato ancora le previsioni avrebbero potuto essere infauste.

La febbre passa, ma non passano le sudate notturne, che perdurano ancora per una quindicina di giorni. Si tratterà di leggere febbri notturne o di una spropositata reazione organica? Peraltro mi sveglio sempre alle quattro di notte, proprio come quando la febbre era alta. Chissà da cosa potrà dipendere. Questa cosa comunque accomuna vari conoscenti che hanno attraversato la malattia e non sembra essere negativa: dopo le sudate, tutto sommato, ci si sente meglio!

Mio figlio per fortuna è guarito da tempo. Quasi non ci credo. Guarito! Nel suo caso, a parte la febbre elevata dei pochi giorni successivi all'infezione, non ci sono stati danni di rilievo. Si sente spossato, certo, come tutti noi. Prima del contagio riuscivamo a uscire insieme per un'ora di corsa, adesso, a distanza di due mesi dalla guarigione, riusciamo a stento a correre per quattro chilometri e torniamo a casa letteralmente distrutti: il virus lascia residui che perdurano nel tempo. Scompariranno?

Il mio olfatto è parzialmente tornato ma questa cosa è molto strana: va e viene! Non certo come nei giorni peggiori della malattia, ma ancora adesso, in alcune giornate, non riesco a percepire bene il sapore della cioccolata o l'aroma di un buon vino. Altre volte l'olfatto sembra acuirsi.

Questo fenomeno potrebbe probabilmente spiegarsi pensando ad una lenta reazione organica delle terminazioni nervose. I nostri anticorpi non possono distruggere le cellule nervose (altrimenti ci...

mangerebbero letteralmente il cervello!) per cui i virus che hanno attaccato quelle cellule devono essere probabilmente eliminati per altre vie. Questo spiegherebbe non solo le variazioni di sensibilità nell'olfatto, fino alla completa ripresa (che spero ci sarà, prima o poi) ma anche alcuni fenomeni strani, come l'esito positivo dei test molecolari in persone guarite da tempo. Sicuramente non si tratta di reinfezioni, ma allora come mai il test identifica il virus?
I test molecolari sono molto sensibili ed amplificano segmenti di RNA. Se le cellule nervose continuano a "sputare" pezzetti di virus per qualche tempo, i test molecolari potrebbero produrre esiti positivi, anche se ovviamente non si tratta di particelle virali intere, in grado di infettare, contagiare o reiterare l'infezione. In contemporanea mia moglie e per ultima la colf mostrano significativi segni di miglioramento, fino alla completa guarigione. Siamo tutti fuori!
Ora bisogna capire come muoversi. Quando potremo uscire? Saremo ancora pericolosi per i vicini?
Dopo la chiamata di rito alla ASL locale ci indicano la necessità di un secondo tampone: se sarà negativo potremo considerarci tutti liberi, essendo trascorsi più di venti giorni dal primo tampone positivo. Ci rechiamo nuovamente in auto in ospedale (e ancora una volta ci pare una follia!). Questa volta siamo più allegri e pimpanti e per giunta la fila si è accorciata, segno evidente di un picco di contagi in discesa: fosse scemato prima... Eseguiamo il tampone e nel pomeriggio ci viene comunicato l'esito: ancora positivi! In realtà quasi tutti, perché la colf continua

a risultare negativa, nonostante la sintomatologia acuta sinora mostrata. Qualcosa di inspiegabile accade nei suoi tamponi, ma riesce difficile spiegarlo. Sarà effetto della Vodka, come dice lei.
Attendiamo ancora una settimana per ripetere il tampone e questa volta dà esito negativo. A questo punto siamo autorizzati ad uscire di casa. Nel dubbio, preferiamo restare ancora isolati per una settimana, non si sa mai. Poi finalmente al supermercato, per acquistare uova e pane con grande soddisfazione. I commessi ci guardano sospetti, che strano comportamento.
Anche i vicini sono guardinghi. Cosa strana è la percezione delle cose umane! Prima dell'infezione non potevamo certo garantire di essere privi di virus, ma amici e parenti erano tentati di abbracciarci. Qualche volta si confondevano e tendevano la mano invece di mostrare... il gomito! Ora che siamo guariti e quindi certamente privi di virus, la gente ci evita. Un vicino mi incontra e, nel dubbio, resta chiuso in macchina. Abbassa solo per un centimetro il finestrino per chiedere sorridendo stentatamente "Siete guariti? Come state?". Nonostante le nostre rassicurazioni resta seduto e barricato. E sì che in passato era tanto affettuoso ed espansivo.
Questo forse spiega come mai tante persone, pur essendo contagiate, tendono a non diffondere la notizia dell'infezione. È questa una pratica davvero dannosa, che fa gli interessi del nostro nemico. Bisogna informare bene tutti della eventuale infezione, così da limitarne la diffusione e, di pari, bisogna essere fiduciosi verso coloro che sono oramai guariti e quindi non più pericolosi per la

comunità. Ma di questo parleremo in uno dei prossimi capitoli.

Lezione da portare a casa

- Gli esiti dell'infezione sono imprevedibili ma davvero nella maggior parte dei casi sono positivi.
- Il tempo dell'infezione e la durata della malattia è largamente variabile e mentre in alcuni dei familiari sono stati limitati a 4-5 giorni, per altri sono stati lunghi quasi un mese
- Secondo le indicazioni mediche, dopo 20 giorni di degenza, a partire dal primo tampone positivo, non si è più contagiosi e pertanto si potrebbe addirittura tornare al lavoro. Prudenza vorrebbe, comunque, che si ricominci ad uscire dall'isolamento solo dopo almeno un tampone risultato negativo
- Sarebbe opportuno offrire informazioni chiare e semplici anche in tv e sui giornali (invece di diffondere solo i bollettini giornalieri dei morti e dei guariti) per chiarire cosa fare, quando farlo, come comportarsi in caso di infezione e dopo l'infezione. Incredibile ma vero, queste informazioni non sono diffuse con sufficiente frequenza e chiarezza

- In caso di infezione è importante manifestare in modo chiaro il proprio stato per proteggere sé stessi e la comunità. Non è colpa vostra se siete ammalati ed è giusto che tutti sappiano in modo da poter aiutare e proteggere
- Dopo l'infezione si potrà comunicare, di pari, la guarigione, e a questo punto un poco di fiducia da parte dei vicini e dei congiunti non guasterebbe!

Capitolo 12. I test, quali, quando e come eseguirli

Come si sarà compreso, anche la gestione dei test ha prodotto alcune difficoltà, parzialmente comprensibili considerando lo stato di generale confusione che domina il nostro sistema sanitario. Esistono vari tipi di test che evolvono in continuo sin dall'inizio della pandemia. I primi test erano costosi, lunghi da eseguire e difficili da reperire. Lo ricorderanno tutti. Poi sono nate nuove generazioni di test, più economici ed efficienti. Non sempre più precisi. In questo campo, però, la ricerca ha fatto passi molto rapidi, anche perché si tratta di un ottimo business per le industrie del settore, dati i numeri in gioco.
Esistono fondamentalmente test molecolari e test immunologici, che possono essere eseguiti prelevando campioni di materiale fisiologico mediante tampone (nel naso, in gola, ecc.) o mediante prelievo venoso. Alla base dei test molecolari c'è sempre un processo di biologia molecolare chiamato "amplificazione". In pratica, una apposita macchina comincia a riprodurre i filamenti di RNA che trova nel campione, sino a

moltiplicarli centinaia di volte. Al termine del processo una reazione colorimetrica indica se sono presenti o meno frammenti di virus. Ovviamente questo test è molto sensibile, perché è sufficiente che siano presenti dei piccoli frammenti di materiale genetico, anche non attivi, corrispondenti alle sequenze del virus, per condurre ad un esito positivo dell'indagine.
I test immunologici invece ricercano la presenza di anticorpi nel sangue, oppure la presenza di antigeni virali nelle mucose. Sono un poco meno sensibili di quelli molecolari ma possono comunque condurre, secondo la specie e le modalità di prelievo, a livelli di precisione molto elevati, prossimi al 99 per cento. Tuttavia non ci dicono se abbiamo una infezione in atto. Ci dicono solo se l'infezione c'è stata abbastanza tempo prima da produrre una risposta immunitaria. Facendo un parallelo, non possono dirci se abbiamo una infezione di tifo in corso, ma solo che eventualmente ne abbiamo avuta una in passato, e probabilmente siamo già guariti.
Quando parliamo di livelli di precisione dobbiamo specificare che ogni test può condurre a cosiddetti "falsi positivi" e "falsi negativi". Nel primo caso vi dirà che siete ammalati anche se non lo siete. Nel secondo caso vi dirà che siete sani anche se siete ammalati. Questi "falsi" vengono indicati con una percentuale di errore.
L'esempio della nostra colf, che ha seguito il nostro stesso percorso nei sintomi, ma è sempre stata dichiarata sana è una chiara dimostrazione di "falso negativo". Tuttavia siamo quasi certi che in questo processo intervenga anche la fretta, l'enorme numero

di campioni prelevati in poco tempo, le peculiari situazioni di lavoro e così via.
I test insomma stanno lentamente migliorando, divengono sempre più facili e precisi e proprio in questi giorni stanno per essere distribuiti nuovi test di nuova generazione, ancora più efficaci e rapidi. Dunque il problema non ci sarebbe, se venissero utilizzati in modo congruo. Qui torniamo alla gestione dell'emergenza, che in alcuni casi è particolarmente caotica a causa degli strani rapporti che intercorrono tra stato, regioni e unità sanitarie. Facciamo qualche esempio.
Alcune regioni hanno sin dall'inizio praticato test a tappeto a tutta la popolazione, altre hanno effettuato i test in modo meno capillare o addirittura insufficiente. Differenze in questo senso si leggono anche a livello nazionale e internazionale e portano a valutazioni errate delle statistiche: ovviamente più test si conducono, più elevato è il numero di pazienti trovati infetti nella popolazione. Queste differenze naturalmente fanno il gioco del nostro nemico, il virus, perché aumentano lo stato di confusione e incomprensione dei dati statistici. Sarebbe opportuno realizzare una gestione almeno nazionale dei test e che tutti i cittadini, indipendentemente dalla regione, dallo stato sociale, dall'età e da altri fattori di discriminazione, potessero contare su identico trattamento diagnostico e terapeutico.
Poi c'è la gestione delle modalità di test. Ogni regione pensa a modo suo e ancora una volta stiamo giocando la mano del virus, non la nostra. Abbiamo già raccontato dell'esperienza alienante di dover uscire di casa febbricitanti e certi della presenza del

virus, per andare in ospedale a sottoporsi nuovamente al test, per ottemperare ad una "regola" imposta dalle autorità sanitarie. Cose del genere dovrebbero essere meglio progettate e realizzate, nell'interesse di tutti.
Tuttavia dopo il test ci sono altre fasi altrettanto critiche. Esistono vari elenchi nazionali e regionali che vengono gestiti da persone diverse, con una organizzazione incoerente che comporta vari errori. Sarebbe complesso e pretenzioso analizzarne qui la struttura, ma abbiamo appreso con sufficiente certezza che il sistema permetterebbe di registrare più volte uno stesso paziente e di non registrarne alcuni altri. Di fatto, al momento dei primi test, io sono stato contattato più volte telefonicamente e tardivamente, da persone che mi chiedevano se c'erano persone risultate positive al Covid in famiglia, se avessimo già eseguito un test e se lo avessimo regolarmente comunicato.
Di pari, sembra poco razionale la gestione di alcuni test proposti da medici di fiducia (ma avranno sempre chiaro il loro scopo e il loro funzionamento?). Soprattutto nelle prime fasi della pandemia, abbiamo notato che alcuni medici suggerivano di eseguire test per la ricerca di anticorpi su soggetti che avevano avuto un primo contatto... ieri! Ovviamente tali anticorpi non sarebbero stati ancora presenti, anche in caso di positività, producendo ancora una volta una spesa inutile e tanta confusione. Similmente, oggi si richiedono spesso test molecolari a persone che hanno già superato l'infezione. Come nel caso precedente, si tratta di una ricerca inutile, perché il

virus non può essere presente e attivo in presenza di anticorpi specifici. Anche in questo caso si tratta di una spesa inutile, come cercare ciliegie sul fondo del mare!

Quasi ridicola è la gestione dell'app immuni, e qui possiamo parlare con cognizione di fatto. Realizzare una app che possa essere utilizzata contemporaneamente da milioni di persone non è facile e la cosa richiede una gestione accurata delle tematiche della privacy. Tuttavia non è neppure un'impresa tanto complessa, visto che anche uno studente ai primi anni di informatica riesce a realizzare app perfettamente funzionanti su varie piattaforme IoS e Android. L'app immuni invece non funziona, e questo è davvero scandaloso.

Ho provato a scaricarla immediatamente dopo la prima diffusione (ed ho poi riprovato più volte in seguito, sperando che avessero corretto gli errori) perché intendevo utilizzarla per la sicurezza mia e dei miei congiunti. Il sistema mi ha risposto, subito dopo lo scaricamento, che non poteva essere installata, perché richiedeva una versione di sistema operativo (IoS) successiva, non utilizzabile sul mio modello di cellulare (iPhone 6) ma solo su quelli fabbricati negli ultimi due anni. Dunque per montare quella app avrei dovuto acquistare un nuovo telefono cellulare del valore di varie centinaia di euro. Ovviamente ho desistito.

Ma vi pare normale che una app destinata ad essere utilizzata dal maggior numero possibile di utenti sia realizzata in modo da funzionare solo su cellulari di ultima generazione? Lo dico tenendo presente che proprio di recente ho chiesto a un mio studente di

realizzare una app per la distribuzione di una rivista tecnica. Lo ha fatto in poche settimane e funziona su tutte le versioni di IoS, incluse le precedenti. Appare davvero ridicolo che una app distribuita per la diffusione sul territorio nazionale (non osiamo immaginare i costi sostenuti ma supponiamo che siano elevati) sia così insufficiente.
Si potrebbe a questo proposito riportare qualche notizia di un'altra app distribuita di recente, quella IO, che ha una serie di blocchi, inefficienze, inutili complicazioni, difetti e bug che la rendono praticamente inservibile per la maggior parte degli utenti. Ma non è questa la sede opportuna. Vorremmo con questo solo far notare che alcune manovre si dovrebbero condurre con serietà e massima efficienza, per superare questo periodo critico, e invece si continua probabilmente con il rimbalzo delle amicizie e delle parentele che caratterizzano tutte le commesse nel nostro paese, bloccando di fatto attività fondamentali, come il controllo della diffusione del virus: una questione che dovrebbe davvero interessare tutti. O no?
Concludiamo con un altro aspetto quasi ridicolo della gestione dei test. Chi e quando deve eseguire il test? Oggi per alcune categorie i test sono stati resi obbligatori, come nel caso dei lavoratori in presenza, per ridurre le probabilità di contagio. Tutto ciò è sacrosanto e dobbiamo ringraziare il governo per la disponibilità molto ampia di test, che ci permette almeno di tenere sotto controllo parti sensibili della popolazione. Tuttavia è ovvio che i test costano e che andrebbero eseguiti sempre nei casi di necessità e mai in caso di inutilità.

Allora viene da chiedersi come mai in alcuni ospedali ti sottopongono a tre test consecutivi nell'arco di mezz'ora al momento del ricovero. Eseguono un test rapido enzimatico al momento di entrare nel pronto soccorso. Questo ha senso: bisogna stabilire immediatamente se sono presenti o assenti tracce del virus. Poi, entrato in corsia, ti sottopongono ad un tampone rapido, che potrebbe avere esito negativo. Infine, prima di metterti a letto, ti sottopongono ad un tampone molecolare, il cui esito sarà conosciuto entro 1-2 giorni. Certamente si comprende la necessità di accoppiare rapidità e precisione, ma riteniamo che almeno uno dei tre test possa essere considerato superfluo.

Ancora più ridicola è la politica dei test ai lavoratori che hanno già superato una infezione covid. Ricordando quanto indicato nei precedenti capitoli, sappiamo che il test può rivelare la presenza di anticorpi oppure la presenza del virus o di parti di esso, come nel caso dei test molecolari. In molti istituti (anche scientifici) è fatto obbligo a tutto il personale di effettuare settimanalmente test molecolari. Questo ha senso e riduce le probabilità di contagio. L'obbligo però è esteso anche a coloro che hanno già superato l'infezione, proprio come me. Che senso ha?

Dal punto di vista della biologia, accertare la presenza del virus serve a capire se hai una infezione in atto. Ma se la mia infezione è terminata un mese fa, è ovvio che il mio sangue trasporta elevate quantità di anticorpi anti-SARS-cov. Se così non fosse evidentemente sarei già morto, perché non avrei potuto sostenere un'infezione per più di due

mesi! Inoltre, i test molecolari effettuati al termine dei trattamenti hanno indicato assenza del virus. Quindi, a conferma ulteriore, il mio corpo ha prodotto anticorpi e questi anticorpi sono certamente in grado di aggredire e distruggere particelle virali eventualmente venute a contatto col mio organismo. Di fatto, sono vaccinato (di questo parleremo più diffusamente nei prossimi capitoli). Ma allora, a cosa serve effettuare un tampone su di me? Sono tutti evidentemente negativi e non potrebbe essere altrimenti. Si tratta di una spesa che potrebbe essere evitata e di un fastidio superfluo e ingiustificato. Eppure viene addotta la motivazione che "non si sa quanto duri l'immunità". Al di là del fatto che, ad oggi, si sa abbastanza bene (sono state pubblicate fior di ricerche scientifiche su riviste autorevoli, ma non si comprende perché i media continuino a negarlo), potrebbe semmai avere un senso misurare i livelli di anticorpi in circolo. In questo modo si farebbe anche un lavoro per la scienza, raccogliendo dati importanti sull'immunità e la sua durata.
Invece si pretende di cercare un virus proprio lì dove assolutamente non può essere. Ma esistono addirittura motivazioni normative. Le norme in vigore prescrivono che dopo 20 giorni dal primo test positivo, anche in caso di tampone ancora positivo, si possa uscire dall'isolamento perché non si è più contagiosi. Questa norma è stata istituita perché si è scoperto che in alcuni casi, a causa della progressiva espulsione di frammenti virali, il test molecolare può produrre falsi positivi. Si è anche scoperto che dopo venti giorni dalla comparsa della malattia i soggetti non sono più contagiosi. Per questo motivo e per

facilitare il ritorno al lavoro, si consente di uscire dall'isolamento dopo questo periodo. Allora potremmo anche chiederci: certamente il mio tampone a distanza di un mese dalla fine della malattia sarà negativo, essendo stato negativo l'ultimo tampone eseguito. Tuttavia, anche se il tampone producesse per assurdo un esito positivo, io dovrei essere comunque riammesso al lavoro, perché non contagioso. E allora, ancora una volta, a cosa serve pretendere il tampone settimanale da un soggetto ex-Covid? Non sarà uno spreco?
A proposito di immunità, altra leggenda metropolitana che circola in questi mesi è quella sulla possibilità di re-infezioni. Sarebbe lungo e complesso spiegare qui i vari fronti fisiologici nei processi di immunità, ma sarà sufficiente chiarire che anche quando i livelli di anticorpi specifici scendono, il nostro sistema immunitario è preparato ad affrontare alcuni attacchi per tutta la vita. Ad esempio, se ricerco anticorpi per il morbillo nel mio sangue, probabilmente troverò quantità irrilevanti o nulle. Tuttavia la probabilità che io mi re-infetti di morbillo, avendo passato questa infezione una cinquantina di anni fa, è estremamente bassa. Per motivi di "economicità" la nostra fisiologia è tale per cui non si producono quantità elevate di anticorpi quando l'antigene non è stato incontrato negli anni precedenti. Tuttavia il precedente incontro ha prodotto una sorta di "stampo" che può essere rimesso in funzione al prossimo contatto. Anzi, lo "stampo" in molti casi funziona abbastanza bene anche nel caso di virus diversi, perché è più facile

modificare un anticorpo già elaborato dalle nostre difese immunitarie che produrne uno *de novo*.
Insomma, noi moriamo ancora di Covid perché si tratta di un virus abbastanza nuovo per noi (simile alla Sars, che pure aveva elevata patogenicità) ma probabilmente non saremo esposti in maniera così grave quando tutta la popolazione avrà "imparato" a riconoscere microorganismi nemici di questo tipo.
La cosa è promettente anche per quanto riguarda il valore e l'estensibilità dei vaccini attualmente distribuiti.
Quanto riportato indica la necessità di rivedere profondamente i protocolli di test ed i sistemi di proiezione epidemiologici, perché al momento sembrano poco legati a concetti scientifici reali, e più vicini ai giochi politici messi in campo da gestori vari. Insomma, per quanto riguarda la gestione dei test la componente "politica" della medicina sta prevalendo su quella "scientifica", con risultati che sono sotto gli occhi di tutti. È tempo di provvedere seriamente, nell'interesse di tutti noi e allo scopo di sconfiggere il comune nemico.

Lezione da portare a casa

- Ancora oggi la gestione dei test è organizzata male, benché progrediscano le tecniche diagnostiche, la loro precisione ed affidabilità
- I test molecolari andrebbero eseguiti solo nei casi in cui si sospetti la reale presenza del virus nelle mucose

dell'ospite. Quindi non in soggetti che sono appena guariti!
- La valutazione degli anticorpi va eseguita solo in soggetti che abbiano sostenuto l'infezione e l'abbiano superata, o che si sospetta possano averlo fatto. Non vanno eseguiti dunque il giorno dopo un possibile contagio, perché non ci sarebbe stato il tempo materiale per produrre anticorpi
- La gestione delle varie app per il controllo epidemiologico andrebbe affidata ad aziende molto serie, in grado di garantirne l'effettivo funzionamento su ampi campioni di popolazione
- Senza una gestione razionale dei test ridurremo la loro utilità e ancora una volta faremo il gioco del virus, che si diffonde facilmente quando le nostre difese organizzative sono scomposte.

Capitolo 13. I vaccini, chi, come, quando e perché somministrarli

A proposito di vaccini... da quanto la pandemia è iniziata questa appare come l'unica luce in fondo al tunnel. Eppure, anche su questo punto vi sono tanti e tali interrogativi e stranezze che si stenta davvero a comprendere come possa essere gestito. Questo, senza dubbio, contribuisce a creare un'atmosfera di incertezze e sospetti che induce la popolazione ad essere meno propensa a vaccinarsi. Una campagna chiara, senza aree grigie, sicuramente aiuterebbe ma chissà perché mai non viene proposta.
Veniamo al dunque! Com'è fatto un vaccino? Nella sua formulazione di base (quello che proveniva dalle vacche, da cui il nome) si tratta dello stesso virus che provoca l'infezione, disattivato o modificato in modo che non possa produrre danni. In pratica, si prende il virus di una grave malattia, lo si inattiva (ad esempio riscaldandolo, in modo da denaturare il suo materiale genetico senza modificare troppo il suo involucro esterno) e lo si inietta nel corpo dell'ospite. Il nostro

sistema immunitario individua subito le particelle virali, le studia e riesce a produrre un anticorpo specifico. È come realizzare una chiave dopo aver studiato la serratura.

Il virus inattivato, dal canto suo, non potrà fare danni come quello "vero" perché ha per così dire "le mani legate" essendo stato ucciso prima di essere iniettato. In questo modo, quando un virus "vero" si avvicinerà allo stesso soggetto, il suo sistema immunitario sarà prontamente preparato a riconoscerlo e combatterlo per eliminarlo. È una delle invenzioni più sensazionali nella storia della medicina ed ha permesso di salvare milioni di persone da malattie terribili, facendone sparire alcune dalla faccia della terra.

Non è possibile preparare un vaccino per tutti i virus. Alcuni si "nascondono" al nostro sistema immunitario oppure variano troppo velocemente per essere intercettati. Quindi anche per Covid non era certo, inizialmente, che si riuscisse (e in così breve tempo) a produrre un vaccino efficace. Invece si è scoperto che le proteine che ricoprono il capside, le cosiddette proteine *"spike"*, sono molto facilmente intercettate dal sistema immunitario, per cui è stato possibile produrre dei vaccini basati su questi piccolissimi frammenti di virus. Dopo la somministrazione (che non può produrre danni, perché si tratta delle proteine sistemate all'esterno del capside, mentre la parte pericolosa del virus è costituita dal suo materiale genetico) il nostro sistema immunitario impara a riconoscerle e la prossima volta potrà intercettare e distruggere anche il virus intero.

Un'altra tecnologia che è stata messa a punto nell'ultimo anno, per la prima volta su coronavirus, è quella molecolare. Li chiamano "vaccini molecolari" ma in realtà hanno poco a che vedere con un vero vaccino (nel senso poco sopra descritto). Sono più vicini a quelle terapie geniche in via di sviluppo per la cura del cancro. Il vaccino Pfizer-BioNTech e il vaccino Moderna utilizzano filamenti di mRNA per insegnare al sistema immunitario come riconoscere e neutralizzare molecole specifiche (antigeni) del SARS-Cov-2, in particolare la proteina S. Sono basati dunque su minuscoli frammenti di materiale genetico che vengono a contatto con le nostre cellule e svolgono specifiche funzioni. Qui mi fermo, perché davvero mi è poco chiaro quale sia l'effetto che si ottiene, nonostante attive ricerche in vari archivi scientifici. In particolare, non mi è chiaro se il filamento di mRNA contenuto nel vaccino (perché mi pare di capire che di questo si tratti) debba essere tradotto mediante transcriptasi inversa, oppure svolga una specifica funzione prima di essere distrutto. Sembra che sia destinato a produrre piccole quantità di proteina spike del virus, stimolando così la risposta immunitaria, prima di essere distrutto. A quanto pare il suo funzionamento preciso non è chiaro neppure a vari medici, visto che in alcune trasmissioni televisive hanno dichiarato che il filamento era destinato ad essere incorporato stabilmente nel nostro DNA. Sinceramente su questo punto è difficile offrire pareri precisi e si rimanda alle spiegazioni che prima o poi si vorranno diffondere per capirne di più. In ogni caso, tra i vaccini al momento in produzione e distribuzione, i primi due che sono giunti al traguardo (quello Pfizer e quello Moderna) sono basati su tecniche molecolari. Quello prodotto da Astrzeneca invece (il cosiddetto vaccino "inglese", sviluppato in cooperazione con ricercatori italiani) è di tipo tradizionale e sfrutta l'informazione genetica contenuta su DNA a doppio filamento. Da questo punto di vista è ovvio pensare che quest'ultimo, essendo di una tipologia ampiamente sperimentata nell'ultimo secolo (simile, tutto sommato, a quelli usati per l'influenza stagionale) non possa presentare nessun pericolo.

In realtà anche gli altri, essendo stati sperimentati in modo canonico, non dovrebbero presentare alcun tipo di rischio (usiamo il condizionale prudenzialmente, dato il periodo di caos, ma davvero non dovrebbe essere sollevato alcun dubbio). Tuttavia, com'è normale, noi temiamo le cose che non conosciamo bene e quindi sono rispettabili i dubbi di alcune persone, che comunque dovrebbero essere espressi con moderazione. In questo momento è davvero fondamentale riuscire a vaccinare larghe fette di popolazione, in modo da evitare che il virus possa mutare divenendo così diverso da non essere riconosciuto dal sistema immunitario.

Considerando che un retrovirus come il nostro muta molto velocemente, si tratta davvero di una corsa contro il tempo. Faremo prima noi a vaccinare tutta la popolazione, eliminando così definitivamente il virus dalla faccia della terra, o riuscirà lo stesso a mutare in modo da "occultarsi" e rendere inattivi i nostri presenti vaccini? Lo sapremo molto presto, a quanto pare, ma dobbiamo cooperare tutti, vaccinandoci in massa, ed evitare che la seconda ipotesi si realizzi.

Anche sui vaccini comunque abbiamo personalmente udito pareri dei vari "virologi della televisione" che ci sono apparsi sinceramente fuorvianti. Se alcune delle loro affermazioni sono veritiere allora è tempo che lo scrivente torni sui banchi dell'università per studiare bene com'è fatto un vaccino e come funziona. Mi riferisco ad affermazioni del tipo "per la prima volta i vaccini funzionano meglio della patologia stessa nella produzione di una risposta immunitaria". Davvero questa cosa è difficile da comprendere ma la scienza si evolve continuamente e non si può escludere nulla, fino a prova contraria. Mi baso su cognizioni di base. Come suddetto, il mio organismo ha incontrato il virus completo, contenente il suo RNA, il capside e le proteine spike. Lo ha "assaggiato" in forma naturale, misurato, studiato per un paio di settimane e poi ha prodotto anticorpi specifici.

Il vaccino contiene solo una parte del virus, le sue proteine spike (o le informazioni su mRNA da dare alla cellula per costruirle) ma è "sufficiente" affinché il sistema immunitario produca una risposta tesa a distruggere l'intero virus. Soprattutto se lo somministriamo in due dosi successive, così da simulare bene l'infezione, che ha un decorso temporale prolungato. In altre parole, è come se ad un gruppo di persone si indichi un orsacchiotto rosso come bersaglio per un tiro a segno, mentre ad un secondo gruppo si indichi solo che il bersaglio è... rosso. Possibile che i secondi riescano a riconoscere il bersaglio meglio dei primi, che lo hanno identificato nella sua forma e colore originale? Uso questo tipo di esempi per chiarire i miei dubbi, e spero che i colleghi non me ne vogliano. Ma davvero è difficile credere che un vaccino funzioni meglio di una infezione "vera". Tuttavia non esito a credere che qualcuno possa spiegarmi meglio questo concetto.

Altri virologi televisivi si sono distinti in una colta discussione su chi debba essere vaccinato, discutendo in particolare di coloro che sono stati già soggetti alla malattia. Ebbene, i pareri sono assolutamente discordi. Alcuni affermano che certamente è necessario vaccinare tutti, compresi quelli che sono usciti da poco dalla malattia. La mia domanda (che non avrà risposta) è: "perché?".

Altri asseriscono che certamente non si dovranno vaccinare quelli che sono già guariti, perché avendo sviluppato una immunità "vera" (cioè non quella fittizia, prodotta dal vaccino, ma quella naturale, prodotta da un sistema immunitario che ha incontrato il virus) sono assolutamente immuni. Questa descrizione ha senso alla luce degli studi classici di igiene e microbiologia. Ma come dicevo, pare che ci siano stravolgimenti in corso delle teorie, anche se non sono stati mai esplicitati.

Altri, infine, suggeriscono di somministrare solo una "seconda dose" di vaccino, visto che l'infezione avrebbe prodotto una immunità simile a quella della "prima dose".

Fermo restando che tutte queste affermazioni andrebbero dimostrate con dati scientifici, non con pareri personali (altrimenti continueremo a litigare in dibattiti televisivi), sarebbe importante indicare alla gente una strada univoca, basata su fatti, proprio per eliminare ogni scetticismo a proposito dei vaccini.

Un altro gruppo di esperti della televisione, addirittura, afferma che la malattia non produrrebbe immunità e che sarebbe possibile re-infettarsi. Questa delle re-infezioni è divenuta anzi una sorta di leggenda metropolitana che viene sbandierata spesso, anche in assenza di prove dirette. La questione è ancora una volta molto peculiare. Se l'esposizione al virus "intero" non produce immunità allora qualcuno dovrebbe spiegarci come fa il vaccino a produrre immunità. Anche il vaccino non funziona? Altri affermano che l'immunità c'è, ma dura solo pochi mesi. E allora torniamo a bomba! Se l'immunità indotta dal virus "intero" dura solo pochi mesi, perché quella di un "pezzettino di virus" (il vaccino) dovrebbe durare di più. Anche questo punto andrebbe spiegato bene e giustificato con dati scientifici più che con opinioni personali.

A questo proposito comunque ho provato a documentarmi cercando sulle banche dati le pubblicazioni relative alle re-infezioni (esistono varie notizie didascaliche sulle re-infezioni in rete, ma vengono diffuse da riviste divulgative, prive di autorevolezza scientifica). Personalmente (e non pretendo di avere la verità a disposizione) ho trovato solo un lavoro, pubblicato di recente su Lancet -una prestigiosa rivista scientifica- che riporta solo quattro casi di re-infezione dimostrati nel mondo e li riferisce a persone con peculiari condizioni fisiologiche (sistema immunitario depresso, prima infezione di tipo molto leggero e particolare, ecc.). Quattro casi su milioni di guariti, e tutti riferibili a

peculiari condizioni. Questo ci può stare! Ma significherebbe, di fatto, che le re-infezioni non esistono. Allora mi chiedo: i casi di re-infezione citati spesso in televisione o sui giornali esistono realmente o sono solo spauracchi per la popolazione? E perché, in questo caso?
La mia personale opinione, basata su studi di base (non sono un immunologo né pretendo di esserlo), che tuttavia sembrano avere un senso logico, è che non avrei voglia di vaccinarmi dopo aver subito l'attacco del virus ed esserne uscito. Sarebbe infatti la prima volta che una popolazione di persone immuni (per immunità acquisita di tipo naturale) sia sottoposta a vaccinazione. Sarebbe come ripetere la vaccinazione anti-vaiolo un mese dopo aver effettuato la dose completa. Chi sa quali possano essere le reazioni? È stata eseguita una sperimentazione in questo senso? Nella popolazione dei soggetti di test, durante le varie fasi della sperimentazione clinica, sono stati compresi anche soggetti già immuni al virus? In caso contrario ritengo che la ri-vaccinazione sarebbe un azzardo terapeutico e la cosa necessita di essere chiarita. Ma questa è la mia personale opinione e potrebbe avere una qualche validità fino a quando qualcuno non presenti dati medici concreti in grado di confutarla.
A parte questo punto molto critico però, che davvero meriterebbe di essere approfondito e chiarito dalle autorità scientifiche, mediche e politiche, è evidente che tutti gli altri dovrebbero vaccinarsi al più presto, perché un ritardo nei ritmi di somministrazione dei vaccini potrebbero rendere il vaccino stesso inutile

(a causa di mutazione del virus, come suddetto) e far ricominciare tutto: che Dio ce ne scampi!

Lezione da portare a casa
- I vaccini attualmente in distribuzione sono di due tipi molto diversi anche se le loro differenze vengono spiegate poco chiaramente nella maggior parte dei casi
- I vaccini di tipo classico sono certamente sicuri perché ampiamente sperimentati nel secolo scorso
- I vaccini di tipo genico sono nuovi ma le autorità assicurano che sono stati testati a sufficienza e ci sono valide ragioni per crederlo, in base alle accurate sperimentazioni cliniche già effettuate
- È fondamentale vaccinarci tutti nel minor tempo possibile perché se il virus muta (e potrebbe divenire anche più aggressivo e mortale, in caso) non faremmo in tempo a sviluppare nuovi vaccini
- Resta da chiarire chi abbia già sviluppato una immunità e come debba comportarsi. Sarebbe plausibile pensare che chi è immune perché ha incontrato il virus completo non necessiti di vaccinazione
- Se la vaccinazione è superflua in alcuni casi (persone già guarite), negli stessi

casi potrebbe divenire pericolosa, a meno che i vaccini non siano stati testati canonicamente anche su gruppi di individui già precedentemente sottoposti all'infezione.

Capitolo 14. Possibili scenari futuri

In questo periodo sono iniziate le vaccinazioni ed una serie di categorie di persone è stata definita in modo da promuovere una maggiore efficacia della manovra. Senza dubbio i sanitari sono un elemento chiave della faccenda. Nella prima ondata in Italia si sono ammalati di Covid migliaia di sanitari ed è facile calcolare quanti pazienti abbiano potuto contagiare, rimanendo a stretto contatto in corsia. Pertanto la vaccinazione della prima linea di sanitari potrà avere effetti molto importanti sulla diffusione della malattia.

Nello stesso periodo però sono apparsi anche vari ceppi mutanti del virus. In particolare sono apparsi ceppi diversi in Inghilterra, in Africa e in Cina ma si sa già di ceppi mutanti diffusi in misura diversa in altri paesi. La domanda che tutti si pongono è "saranno controllabili con gli stessi vaccini attualmente in via di somministrazione"? Questo di fatto non lo sa ancora nessuno perché le sperimentazioni sono in corso, in base a quanto ci è dato sapere. Tuttavia i soliti esperti sputa-sentenze si stanno affollando davanti alle telecamere giurando che il vaccino sarà comunque efficace. Evidentemente hanno fonti di informazione molto personali che non possono dichiarare!

Noi tutti speriamo e preghiamo che sia così, ma sappiamo anche che è solo questione di tempo e il virus potrà produrre delle "versioni" nuove in grado di eludere le nostre difese. Per questo occorre vaccinarci tutti e in fretta.

Voglio esprimere però anch'io un parere personale non basato su dati scientifici concreti (tanto, lo fanno tutti!). Personalmente ritengo che anche se il virus produrrà mutazioni sostanziali nel futuro, una vaccinazione (o ancora meglio, l'essere usciti da una infezione vera) potrà rappresentare una forma di difesa, perché il nostro sistema immunitario, a vari livelli, riesce a riconoscere anche cose "simili" e rimane battuto solo quando gli si presenti un nemico totalmente nuovo. Quindi potremmo sperare -non asserire con certezza, naturalmente- che una vaccinazione oggi, anche nel caso malaugurato di una mutazione futura, che produca altri ceppi virali, sia in grado di mitigare le conseguenze di una malaugurata infezione. Insomma, può darsi che dopo la vaccinazione un virus modificato possa comunque colpirci, ma in quel caso procedere come una banale e leggera influenza. Ripeto: questa è una speranza, non una certezza, ma si basa su similitudini con altre patologie di tipo infettivo e sulle relative risposte del sistema immunitario.

In parallelo, è difficile prevedere quali possano essere le conseguenze di una re-infezione da parte di un virus modificato. Il virus, infatti, produce danni spesso permanenti nel nostro corpo. Personalmente, a distanza di molte settimane dalla guarigione, sono ancora molto indebolito, spossato, malandato, e questa condizione viene condivisa da tanti

conoscenti che hanno subito la stessa malattia. Pertanto è difficile prevedere come un organismo già precedentemente indebolito da Covid possa reagire ad un attacco da parte di un nuovo ceppo virale mutato. Speriamo davvero che questo non accada.
In definitiva, e basandoci solo su similitudini (non mi risulta che esistano ancora dati clinici a riguardo), da una parte l'avere avuto una infezione Covid potrebbe proteggerci anche da ceppi mutati, dall'altra le conseguenze fisiologiche della prima infezione potrebbero aver indebolito l'organismo al punto da renderlo meno resistente ad una successiva re-infezione.
Teniamo anche presente che gli eventi atmosferici sembrano avere un effetto sulla diffusione del virus. In inverno la temperatura bassa conserva più a lungo il virus sulle superfici ed in sospensione nell'aria, e le polveri e l'umidità contribuiscono a diffonderlo tra la popolazione. In estate calore, clima secco, raggi ultravioletti e maggiori tempi di permanenza all'aperto riducono le possibilità di contagio. È auspicabile che una serie di eventi, a questo punto, ci conduca verso l'uscita dalla pandemia. Da una parte ora abbiamo imparato a controllare le nostre azioni individuali. Dall'altra stiamo vaccinando larghe fette di popolazione, che costituiranno, sempre più, degli alti muri che si oppongono alla diffusione del virus. Infine i primi caldi della primavera potranno completare l'opera. Per tutti questi motivi si può ottimisticamente prevedere che la prossima estate possa rappresentare la fine dei nostri affanni. Ma per arrivare a questo risultato dovremo lavorare tutti insieme, razionalmente, onestamente.

Lezione da portare a casa

- Vari fattori potranno contribuire sinergicamente alla distruzione del virus
- Per ottenere questo risultato dovremo lavorare molto attivamente e non abbassare la guardia
- Sarebbe utile diffondere "solo" informazioni scientifiche evitando i pareri personali, spesso contrastanti, che creano sfiducia e dubbi nella popolazione
- Ottimisticamente è sperabile che con l'arrivo dei primi caldi ed il completamento della campagna vaccinale il virus possa essere debellato
- Tutte le nostre ipotesi potrebbero scontrarsi con una mutazione significativa del virus, che lo renda nuovamente "invisibile" per il nostro sistema immunitario
- Per questo motivo occorre fare presto e bene: il virus sta lavorando attivamente per mutare. Noi dovremmo lavorare bene per confinarlo e poi eliminarlo con le vaccinazioni. La nostra specie riuscirà ad essere più intelligente e determinata di un... virus?

Capitolo 15. Conclusioni

Questo libro contiene una storia personale, molto sofferta, che speriamo possa servire da esempio e da guida a chi non ha mai contratto l'infezione, spingendolo a tenere comportamenti cauti che limitino le possibilità di contagio. Come il libro dimostra, comunque, nessuno può ritenersi davvero immune per cui, nel malaugurato caso di infezione, speriamo che esso possa indicare anche possibili vie per regolarsi in questo universo complesso e variegato, mai sperimentato prima dalla nostra civiltà.
Si sarà facilmente compreso che non esistono trattamenti validi per tutti e non è facile individuare la strada migliore nel proprio caso. Ma proprio in questo senso, l'aver vissuto insieme all'autore questa esperienza molto sofferta potrà servire ad evitare errori, orientarsi meglio, indirizzare i propri quesiti al momento giusto.
Concludiamo qui brevemente queste note, perché la situazione è ancora molto fluida e gli argomenti trattati nel libro sono molto lontani dall'essere conclusi. Con l'aiuto del Cielo ed un poco di fortuna ne usciremo tutti, ma il numero di decessi è ancora terribilmente elevato ed è triste notare che ci siamo assuefatti, oramai, alle dichiarazioni dei bollettini quotidiani diffusi dalle televisioni e dai giornali.

Cinquecento decessi in un solo giorno sono un patrimonio di umanità improvvisamente e definitivamente perso. Si tratta di cinquecento figli che piangono i genitori. Di cinquecento genitori distrutti dal dolore. Si tratta di famiglie proprio come la nostra, che per caso sono entrate in questo tunnel e ne sono uscite brutalmente falciate. A tutti vada la nostra comprensione e, possibilmente, il nostro aiuto concreto.

Ma soprattutto cerchiamo di essere solidali con il nostro prossimo, perché fare la parte dei galli nel pollaio, litigando e multandoci a vicenda mentre il virus ci attacca, è la cosa più insensata che possiamo fare.

Tutti insieme siamo entrati in questo incubo e tutti insieme, uniti, dovremo uscirne.

Avvertenza

Tutti i diritti sono riservati. Nessuna parte di questo libro può essere riprodotta in qualunque forma, con, mezzi elettronici o meccanici, inclusi sistemi di recupero e archiviazione dati, senza il permesso scritto dell'autore, tranne nel caso di un recensore, che può citare brevi passaggi citando la fonte.

Nel libro compaiono marchi registrati. Invece di usare il simbolo del marchio per ciascun marchio registrato, i nomi vengono usati in modo editoriale, senza alcuna intenzione di infrangere i marchi dei rispettivi proprietari.

Questo libro non può e non vuole sovrapporsi al parere del medico. Al contrario, le descrizioni di protocolli terapeutici hanno il solo scopo di illustrare i trend attuali dei trattamenti, non di consigliare auto-medicazioni. Qualsiasi terapia dovrà essere unicamente prescritta da professionisti del settore medico e si sconsiglia tassativamente le decisioni fai-da-te in un campo che può comportare rischi gravissimi per la salute umana.

Le informazioni contenute in questo libro vengono distribuite su base "vista e piaciuta", senza garanzia. Anche se sono state prese tutte le precauzioni possibili nella preparazione a questa opera e nella analisi delle fonti, né l'autore né l'editore hanno alcuna responsabilità nei confronti delle persone o delle entità che dovessero subire danni provocati direttamente o indirettamente dalle informazioni contenute in questo libro.

Copyright 2025. ® Valerio Zupo